FOBIAS, ESTRÉS
Y PÁNICO

Cómo liberarnos
a través de lo holístico

D1519304

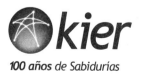

kier

100 años de Sabidurías

COLECCIÓN DEL CANAL INFINITO:

FOBIAS, ESTRÉS Y PÁNICO

Cómo liberarnos
a través de lo holístico

Carlos Scardulla

Colección

Carlos, Scardulla
    Fobias, estrés y pánico. Cómo liberarnos a través de lo holístico / Scardulla Carlos - 1a ed. 1a reimp. - Buenos Aires : Kier, 2007.
    160 p. ; 20x14 cm. (Col. del Canal Infinito)

    ISBN 978-950-17-7049-0

    1. Autoayuda. I. Bermúdez, Darío, dir. II. Título
    CDD 158.1

Diseño de tapa:
www.rossidisegno.com
Director de arte:
Carlos Rossi
Director de la Colección:
Darío Bermúdez
Corrección:
Lorena Bustos
Diagramación de interiores:
Mari Suárez
Sitio web Infinito:
www.infinito.com
LIBRO DE EDICION ARGENTINA
ISBN 978-950-17-7049-0
Queda hecho el depósito que marca la ley 11.723
© 2007 by Editorial Kier S.A., Buenos Aires
Av. Santa Fe 1260 (C 1059 ABT), Buenos Aires, Argentina.
Tel: (54-11) 4811-0507   Fax: (54-11) 4811-3395
http://www.kier.com.ar - E-mail: info@kier.com.ar
Impreso en la Argentina
Printed in Argentina

HUMBOLDT PARK

*Palabras preliminares
a la presente Colección*

ASOMBRO CONSTANTE

En este preciso momento, mundos invisibles cruzan en silencio nuestra realidad, moldeándola como si fuera de arcilla y manejándola como una marioneta. La sospecha se confirma: un aprendizaje mayor espera ser develado a cada instante.

Mientras la ciencia misma se abre a un nuevo paradigma, se redescubren *flamantes* caminos milenarios. En busca de la libertad que da el conocimiento, cada vez más personas se interesan por una cirugía existencial. Ya no se cae en el error de *ajustar el territorio al mapa*, sino al revés. Los dogmas se dejan de lado y la exploración extiende los horizontes, con amplitud y a la vez con rigor.

Por consiguiente, hay una atracción por analizar el reverso del mundo, ese "revés de la trama" que guarda tanta información útil para la vida cotidiana. ¿Quién mejor que el único canal de TV dedicado las 24 horas a indagar "el otro lado" de la realidad, junto a la editorial más reconocida del sector en toda Hispanoamérica para hacerlo posible?

Es muy probable que seamos más sobrenaturales de lo que estamos dispuestos a admitir. En este escenario, la búsqueda se vuelve encuentro, una especie de coartada para evolucionar en algún sentido.

Esta serie de títulos ofrece la visión de especialistas e investigadores que favorecen la apertura de conciencia, reformulando tópicos de pensamiento, propiciando hallazgos y facilitando el ingreso en los misterios y las enseñanzas que el canal pone a diario en pantalla. Acercando no sólo respuestas, sino también los interrogantes adecuados.

El lector encontrará señales para mejorar el estado atlético de la reflexión y la evaluación, y así podrá llegar después a la experiencia, individual e intransferible.

Es muy placentero contribuir a abrir la mente. Agradezco la confianza de los directores del Canal Infinito y de la editorial Kier para concretar este proyecto, y la disposición de los autores hacia el objetivo común. Bienvenidos.

Darío Bermúdez
Director de la Colección – Bs. As., febrero de 2003

Darío Bermúdez es escritor y documentalista. Fundó "Búsqueda", medio de investigación en filosofía, arte y misticismo, y también dirige la "Colección de Kabaláh Contemporánea". Obtuvo varios premios como guionista (The New York Festivals, Lápiz de Oro, Promax de Oro y de Plata, etc.). En esta colección publicó "Profecías mayas - Increíbles revelaciones para nuestra época", que agotó rápidamente sus primeras ediciones, y el reciente "Rastafaris - La mística de Bob Marley". Realizó los documentales "Rastafaris", "Crimen y redención" en las cárceles y "Egipto revelado", entre otros. Hoy integra el área de Producción Original de la señal de TV Infinito.

Quiero agradecerle profundamente al Dr. Brian Weiss, al Dr. Carlos Malvezzi Taboada y al Lic. Armando Scharovsky, mis maestros holísticos. También quiero agradecer a Jorge, por sostenerme, a Ricardo por alentarme y a Darío por confiar en mí. Por último, quiero hacer extensiva mi gratitud a mis pacientes, los que día a día confirman mi práctica. Todos ellos han brindado un importante aporte para que pudiera escribir este libro.

Carlos Alberto Scardulla

Introducción

Este libro intenta abordar desde una perspectiva holística la problemática de la Ansiedad Generalizada. No resulta una tarea sencilla, dado que el recurso a los psicofármacos es lo que culturalmente tenemos más a mano.

Decir esto implica cuestionar el sostén cultural de este "andamiaje químico". Cuando la propuesta concreta que se ofrece está basada en el empleo de psicofármacos, debemos asumir que lo que produce en el sujeto que sufre es un adormecimiento, o un amordazamiento de todo el aspecto creativo de la persona. Precisamente, esto es contradictorio porque la cura de estas afecciones se basa en aspectos creativos que se ponen en juego. Nuevas conductas, nuevas posiciones subjetivas, nuevas formas de encarar las situaciones, nuevas propuestas, etc. Entonces, el empleo de psicofármacos para las crisis de las fobias, el estrés y el ataque de pánico, funciona como un chaleco químico que sujeta y anula los aspectos creativos del sujeto. Silencia la crisis, la aplaca, pero con ella se silencia al sujeto.

No nos olvidemos que el mismo Sigmund Freud planteaba que en el síntoma neurótico o en el delirio psicótico estaba la cura. Si se le aplica el chaleco químico, se la silencia, se la anula y se la impide.

Lamentablemente, estamos viviendo dentro de una cultura que no está preparada (ni quiere hacerlo porque atenta contra otros intereses) para convivir con quien sufre o con quien es diferente.

Los psicofármacos ocupan el lugar de lo que Freud llamó "quitapenas". Es verdad que, como dijimos antes, el efecto que se espera es el de "calma", y eso "quita las penas", las angustias y las tristezas. Ahora, también deberíamos preguntarnos: ¿a quiénes tranquilizan los psicofármacos? ¿Al paciente o a los que están con él y que no pueden hacer otras cosas si el paciente está en crisis o "poco sujetado"? Yo creo que se trata más de lo segundo. De hecho, donde lo vemos claramente es en los servicios de los hospitales o clínicas psiquiátricas. Allí, ya sea por la cultura del chaleco químico y la constitutiva creencia de su eficacia, por la escasez del personal en relación a la población internada en los servicios, sumado a la practicidad, rapidez en el efecto inmediato, y como allí tampoco se está preparado para que el paciente desarrolle su creatividad, entonces, todo justifica el empleo de los psicofármacos.

Otro elemento importante que, a mi entender, también juega negativamente para el tratamiento de estas afecciones, es el diagnóstico. El pensador francés Michel Foucault decía que el diagnóstico psiquiátrico o psicológico −en realidad se refería al modelo clínico en general− implicaba una "sentencia médica". Foucault se refería al carácter "inamovible" e "indubitable" de la acción profesional. Esto tiene que ver con ciertas pautas culturales que hacen que esa "sentencia médica" se sostenga por valores de "verdad", de allí lo inamovible, y de "cientificismo", por lo tanto indubitable.

Esto produce un "etiquetamiento" en el paciente que hace que sienta que no puede ser otra cosa que eso que "dice" su etiqueta. Es común que el paciente se presente a la consulta y lo haga por su diagnóstico diciendo, por ejemplo, "yo soy fóbico", antes de decir "yo soy Juan".

Planteada esta situación, podemos decir que la enfermedad comienza en el diagnóstico y se sostiene en el tratamiento. Por supuesto que no podemos generalizar. Estamos refiriéndonos a lo que ocurre en general con el empleo de estos elementos. De hecho, a mi consulta vienen muchos pacientes que padecen fobias, estrés o pánico, y que están ingiriendo psicofármacos o que hasta hace poco los ingirieron, pero quieren dejar de hacerlo o no volver a depender de ellos. Las razones, en general, son dos: una que tiene que ver con la autonomía que saludablemente el paciente quiere obtener; otra razón es la que se juega entre el no obtener ningún resultado y sentirse una persona anulada, inútil, limitada en su creatividad, etc.

Algo importante para encontrar en este libro, una verdadera herramienta para utilizar ante la Ansiedad Generalizada, es posicionarse ante él con la mejor apertura mental que pueda lograr el lector. Para ello es necesario saber que, la mayoría de las veces, las formas de afrontar las crisis de ansiedad, desde esta perspectiva holística, implica servirse de recursos sencillos, naturales. Por ello, intentaremos brindarle al lector algunas indicaciones necesarias para alcanzar esos recursos.

Es fundamental tener en cuenta que el cuerpo, la mente y el espíritu son las áreas que componen al ser humano. Las tres precisan funcionar lo más armónicamente posible, en equilibrio. Esto garantiza el buen funcionamiento de cada una de ellas. Así, resulta claro comprender que de aquí se desprenden distintas herramientas, abordajes dirigidos a cada área con dicho fin.

PRIMERA PARTE
¿DE QUÉ HABLAMOS?

Todos los cuadros en que puede presentarse la Ansiedad Generalizada poseen distintos tipos de abordajes, de tratamientos. Este libro propone una mirada holística del problema. A continuación, planteamos una "rutina" que sirve para este fin. Por supuesto, no es la única; lo que sí podemos decir es que ésta ha sido, y sigue siendo, puesta en práctica con las personas que padecen la enfermedad, logrando una recuperación plena, adoptando cada paciente un bagaje de herramientas muy útiles para su vida. En primer lugar, veamos en detalle cómo nos paramos frente a esta enfermedad, explorando qué es y de qué manera se manifiesta.

Capítulo 1
¿Qué es la ansiedad y qué es lo holístico?

Hablar de ansiedad es hablar de una emoción que aparece a lo largo de la vida de las personas. Se trata de cierta reacción ante una amenaza o peligro. Dicha reacción surge como método defensivo dirigido a la protección de la persona. Los ejemplos son cuantiosos porque los vivimos a diario, desde una sorpresa poco clara, hasta una tragedia en la calle que se produce de manera inesperada, etc. La ansiedad se manifiesta a través de estados de tensión, nerviosismo, angustia, miedo, inquietud, inseguridad, entre otros.

En líneas generales, podemos plantear los síntomas que conforman la ansiedad: nerviosismo, inquietud, fatiga, cansancio, desconcentración, tensión muscular, temblor, dolor de cabeza, movimientos involuntarios en las piernas, irritabilidad, alteraciones del sueño o dificultad para conciliarlo o mantenerlo, sudoración, palpitación o taquicardia, problemas gastrointestinales, sequedad de boca, mareos, hiperventilación (aumento del número de respiraciones por minuto), dificultad para respirar y respiraciones cortas.

Hablamos de Ansiedad Generalizada para designar un grupo de manifestaciones de enfermedades que se encuadran en este conjunto. Es importante aclarar que esta clasificación no es la que utiliza la psiquiatría a través de su DSM-IV (Manual Diagnóstico y Estadístico de los Trastornos Mentales).

La Ansiedad Generalizada que utilizo para trabajar en este libro presenta los siguientes cuadros clínicos:

1) Ataque de pánico

2) Fobias Específicas y Sociales

3) Trastorno Obsesivo y Compulsivo

4) Estrés

5) Estrés Post-traumático

6) Depresión

7) Fatiga crónica (Fibromialgia)

8) Consumo y adicción de sustancias por Ansiedad

Muchas veces, la visión mecanicista de la medicina ha dejado gran parte de los aspectos emocionales y espirituales por fuera del tratamiento, de la cura. La alopatía ha puesto demasiada atención a los factores patológicos, como los virus o las bacterias. También ha atendido con mucha dedicación a los orígenes, es decir, la etiología de la enfermedad.

La medicina holística tiene otro enfoque sobre la salud. *Holístico* deriva del griego *holos*, que significa "todo". Se trata de una filosofía que mira al organismo como una unidad, en lugar de ver partes individuales. Los aspectos emocionales, físicos, espirituales y sociales inciden en la armonía necesaria dentro del proceso de curación. Revisar los hábitos, las prácticas cotidianas del uso del cuerpo, del discurso que la persona practica, de la alimentación, etc., representan un comenzar a acercarse a la cura desde el interior de la persona hacia fuera y viceversa.

¿CÓMO SE PRESENTA CADA CUADRO?

Tengamos en cuenta que muchos de los síntomas que a continuación describimos, se repiten en los distintos cuadros que componen la Ansiedad Generalizada.

Ataque de pánico

La persona que sufre un ataque de pánico se siente aterrada sin darse cuenta por qué. Es lo que se conoce como "miedo al miedo". Es decir, una vez tuvo miedo profundo y luego se instala el miedo a volver a tener ese miedo profundo. Este cuadro trae aparejados una serie de síntomas de los cuales un grupo de ellos, por lo menos, la persona padece:

- Dificultades para respirar (disnea) o sensación de sofoco.

- Vértigo, sensación de inestabilidad o desvanecimiento.

- Palpitaciones o aumento del ritmo cardíaco (taquicardia).

- Dolor en el pecho.

- Temblores o estremecimientos.

- Sofocación.

- Sudoración.

- Náuseas o dolor abdominal.

- Despersonalización o desrealización.

- Entumecimiento o sensación de hormigueo (parestesia).

- Escalofríos o acaloramiento intenso.

- Jaquecas.

- Miedo a morir o a enloquecer.

- Miedo a perder el control de todo.

El ataque de pánico es un síntoma algo paradójico. Se tiene angustia porque algo se espera. Se espera algo que no se sabe qué es. Entonces, la angustia es la sensación de que se espera algo, y al mismo tiempo, como no se sabe qué es, se instala la angustia. Así, la persona está en un estado de expectativa que le resulta angustiante. Sólo percibe algo amenazante, peligroso, pero no puede determinar qué es.

Sigmund Freud plantea en *Lecciones introductorias al psicoanálisis*: "Las personas afligidas por esta suerte de angustia siempre prevén, entre todas las posibilidades, la más espantosa, interpretan cualquier azar como indicio de una desgracia y explotan en mal sentido toda incertidumbre".

Podemos decir que cuando hablamos de pánico, estamos hablando de angustia. Más allá de las clasificaciones, al decir "ataque de pánico", estamos diciendo "ataque de angustia". Y cuando hablamos de angustia, también hablamos de "afecto". Aquí es importante que prestemos atención a algo. Lo que aparece es que la angustia es afecto. Es una de las formas en que se manifiesta el afecto. Pensemos que en la excitación sexual aparecen algunos de los síntomas que describimos para el ataque de pánico. Seguramente, no aparecen aquéllos que apuntan a una desestabilización angustiante, pero sí muchos de los efectos psicofísicos se hacen presentes en las dos situaciones.

Es cierto que, más allá de las comparaciones, queda claro que si la angustia es afecto y éste forma parte de nuestra energía vital, podemos coincidir en que resulta imposible pensar en eliminar el afecto. Si esto es así, la coincidencia se extenderá a pensar en que es imposible eliminar la angustia.

Tener en cuenta esto es sumamente importante: es imposible eliminar la angustia. La angustia forma parte de nuestra energía y no se puede eliminar. Lo que tenemos que lograr es posicionarnos en un lugar diferente. Debemos poder manejar el *quantum* de angustia con el que podemos encontrarnos estabilizados. Somos nosotros los que tenemos que manejar la angustia y no la angustia a nosotros, pero no podemos eliminarla. Tenemos que ponerla a trabajar en algo creativo, transformarla y, en muchas situaciones (sino las más), "simplemente" soportarla. El entrecomillado de 'simplemente' esconde cierta ironía de mi parte. Esto se debe a que estamos en una cultura que rechaza la angustia como algo negativo. Pareciera que el exitismo es lo que se premia y todo lo que no es maníacamente positivo, se rechaza.

Lo positivo es diferente a lo maníacamente positivo. Lo positivo incluye el poder soportar la angustia. Hacerle lugar a la angustia, soportarla y poder seguir creando, que es lo mismo que decir "poder seguir viviendo". Lo maníacamente positivo es precisamente una exacerbación, una exageración, una ridiculización de lo positivo.

De acuerdo a lo señalado, deberíamos pensar en la angustia como algo con lo que nos tenemos que ver a menudo, pero tanto como la alegría, la satisfacción o el placer. De allí que se vuelve necesario pensar en cómo afrontar y eliminar el "ataque" de pánico; la "crisis" de angustia, pero no la angustia.

La crisis de angustia puede desencadenarse a cualquier hora del día o de la noche, despertando sobresaltado al paciente; da lo mismo que el adulto o el adolescente estén a solas o en compañía de otras personas. Se caracteriza por una angustia sin objeto preciso: una sensación de peligro inminente, una impresión de desorganización, de impotencia, de irrealidad y de desamparo que puede llegar a generar la idea de que uno va a morirse o a volverse loco.

Mientras dura esta alteración psicológica, el individuo está pálido, jadeante, cubierto de sudor, tembloroso. El ritmo de su corazón se acelera, se siente una opresión, cuesta trabajo respirar. Preso de vértigos o de náuseas, tiene la impresión de estar inmerso en una niebla. Se muestra agitado, preso de un pánico incontrolable, queda inmóvil, paralizado, a la espera de una catástrofe inminente.

Según las diferentes personas, pueden predominar las manifestaciones cardiovasculares, las alteraciones respiratorias, los problemas digestivos e incluso neurológicos. Más adelante volveremos sobre estos equivalentes somáticos de la angustia, muy frecuentes y no siempre fáciles de identificar.

No hay una forma ordenada de evolución de la crisis. Tiene fases de remisión y períodos de recrudecimiento consecuentes a los avatares de la existencia. Favorecen las recaídas el estrés, el agotamiento, el abuso de estimulantes o el alcohol.

Como vimos anteriormente, muchos de los síntomas como sudoración, taquicardia o aceleración del ritmo cardíaco, temblores, sofocación o escalofríos, pueden presentarse ante un acto de graduación o ante una situación importante como un nombramiento, etc. Aquí vemos cómo estos síntomas son también respuestas del afecto expresado en distintas situaciones.

Fobias Específicas y Sociales

La fobia consiste en un temor intenso que provoca una sensación de inestabilidad generalizada en la persona. Por lo general, se instala a partir de algún acontecimiento con un inaugural "ataque de angustia". Sus síntomas manifiestos son:

- Vértigo.

- Sensación de inestabilidad física o desvanecimiento.

- Dificultad para respirar (disnea).

- Palpitaciones o taquicardia.

- Miedo a perder el control.

- Dolor en el pecho.

- Dolor o molestias precordiales.

Las fobias se pueden clasificar en:

a) Específicas:

Se denomina así al tipo de fobia que es desencadenado por la presencia o anticipación de un objeto o una situación específicos. Puede tratarse de miedo a volar, a la altura, a insectos, animales, espacios cerrados, oscuridad, visión de sangre, a ingerir determinadas comidas, medicamentos, administración de inyecciones, ir al dentista, etc.

b) Sociales:

La persona tiene dificultad para actuar en público, mostrar sus síntomas, angustias o miedos. Pueden presentarse situaciones fobígenas como reuniones en público, dar discursos, exponerse en fotos o en televisión, asistir a espectáculos públicos, mirar directamente a los ojos.

Se puede decir que las fobias son trabas, impedimentos, barreras, parapetos que la persona se "autoaplica" con cierta finalidad y ante situaciones determinadas y con objetos fóbicos determinados. Se "autoaplica" porque las fobias son síntomas defensivos. Es decir que la persona que padece fobia a determinado elemento o situación se está defendiendo de determinada cuestión. Son, por supuesto, completamente inconscientes esos parapetos que la persona se aplica. Son "límites" que se fabrica a sí misma. El término 'límite' aparece entrecomillado porque no tiene las características de los límites, o en todo caso, toma algunas características, como las punitivas, las de castigo, las de impedimento; pero con ausencia total de protección, de placer, de cuidado, de ordenamiento que el límite también tiene.

Por lo general, en los primeros años de vida, hubo situaciones en las que esos límites no pudieron implementarse, por distintas razones. Lo cierto es que la persona tuvo que "auto-imponerse" esos límites; pero como esto no es posible, se fabricó algo que por fuera parece similar, que es el objeto fobígeno (animal, lugar cerrado, etc.).

Es importante tener en cuenta, entonces, que no será desde el castigo, sino desde el permiso, la seguridad en sí mismo, la reinstalación de la confianza, lo que hará que el sujeto supere sus fobias. La propuesta es servirse de estas herramientas holísticas que posibilitan una eficacia mucho más rápida que las psicoterapias tradicionales, con elementos con los que el propio sujeto interactúa (eso produce mucha satisfacción y entusiasmo dado que va observando los resultados) y elimina toda dependencia, ya sea con el terapeuta como con los psicofármacos, que en esta área no son utilizados.

Trastorno Obsesivo Compulsivo (T.O.C.)

Como su nombre lo indica, se trata de pensamientos o ideas que llevan a la persona que los padece a realizar acciones de carácter repetitivas, persistentes e irracionales. De allí que son obsesiones. Esas ideas, pensamientos o actos aparecen de manera compulsiva, es decir, de tal forma de no se pueden ni prever ni evitar. Surgen obsesiones que insumen una pérdida de tiempo significativa para la persona por día, que está sujeta a una rutina inseparable que aborda su vida laboral, social, etc.

Las obsesiones más frecuentes son: la contaminación, dudas repetitivas acerca de las acciones ritualizadas realizadas (haber apagado la luz, cerrado las hornallas, la puerta de calle, etc.) y el ordenamiento de los objetos de manera obsesiva. Junto a estas manifestaciones aparecen síntomas concomitantes como: insomnio o interrupciones del sueño nocturno, depresión, sentimientos de culpabilidad, angustia, etc.

La persona que padece T.O.C. tiene miedo a contaminarse con gérmenes, virus, etc.; esto le provoca un elevado nivel de ansiedad y, por lo tanto, se ve obligada a realizar estos rituales en forma repetitiva. Rituales de los que queda presa y que también le producen angustia.

Otras ideas obsesivas que se presentan son los impulsos de carácter agresivo, las fantasías sexuales repetitivas, el hecho de imponerse un orden determinado de las cosas, y las dudas constantes acerca de si realizó o no dichas acciones. Junto con estos síntomas aparecen otros asociados, como ser problemas en el sueño, depresiones, desórdenes alimenticios, problemas dermatológicos, sentimientos de culpa y responsabilidad excesiva.

Estrés

En el estrés el organismo se conecta activamente para tratar de adaptarse a una situación que es vivida como amenazante. Ocurre que nunca aparece la percepción del logro ni de la satisfacción. En general suele provocar una baja en las defensas del sistema inmunológico y así el organismo queda facilitado para enfermarse.

Los síntomas más comunes son: descargo de adrenalina en el torrente sanguíneo, tensión muscular, aceleración del ritmo cardíaco, sequedad bucal, sudoración, aumento de la presión sanguínea y de la actividad hormonal general, dilatación de las pupilas y aceleración de la respiración.

Es fundamental señalar que el estrés, como casi todos los cuadros que aparecen en la Ansiedad Generalizada, tiende al aislamiento de la persona. Por eso es que uno de los elementos que integran la rutina holística para la recuperación de la salud, saliendo de estos cuadros, es la reestructuración, el reestablecimiento o el establecimiento del lazo social.

Existe una cadena importante que actúa negativamente en las personas y que entonces se convierte en "fábrica" de estrés. Me refiero a las actuales condiciones de trabajo. Hay una tendencia masificada a que ciertos elementos produzcan o desemboquen en el sujeto en estrés. La cantidad de horas de implicación, la competencia, la amenaza de la pérdida del empleo, la pauperización en las condiciones laborales, todo eso hace que el sujeto no entable lazo social. Se rompe el grupo o se impide su formación. El sujeto cae en el individualismo y el aislamiento, y allí deviene el estrés.

Podemos clasificar el estrés en agudo y crónico. El estrés agudo se debe a una agresión violenta pero breve: un ruido súbito, como el de una puerta al golpear, una explosión o una emoción intensa con motivo de un accidente o de una intervención quirúrgica.

De esta manera, el organismo reacciona de forma rápida e intensa, aunque a menudo carecerá de consecuencias molestas debido a su corta duración. Sin embargo, a veces, originará enfermedades diversas, que pueden llegar a ser dramáticas tras intervalos de tiempo variables. Así, podría presentarse un caso de úlcera por estrés como consecuencia, por ejemplo, de un bombardeo o de una intervención quirúrgica, se forma con suma rapidez una úlcera de estómago, muy a menudo complicada con hemorragias. También se manifiestan estados de *shock* que se observan sobre todo durante las grandes catástrofes: las víctimas se quedan anonadadas ante sus casas en ruinas llorando la muerte de los suyos, incapaces de reacciones lógicas, e incluso impotentes para protegerse de un peligro.

El estrés crónico es el que se repite durante meses, a veces años; aunque sea menos intenso, con el tiempo puede acarrear auténticas enfermedades, y con mayor frecuencia que el estrés agudo.

Ante el estrés, nuestro organismo reacciona de diversas maneras. Por ejemplo, interviene un sistema nervioso que aparece representado por el sistema simpático que, con la médula suprarrenal, secreta la adrenalina y la noradrenalina, dos hormonas pertenecientes al grupo de las catecolaminas. También interviene un sistema puramente endocrino del que son parte primordial las glándulas de la corteza suprarrenal, que secretan la cortisona.

En el hipotálamo (glándula pequeña situada en la base del cerebro) es donde se centralizan todas las informaciones procedentes de nuestros órganos sensoriales (oído, vista, olfato, tacto, gusto) y de otras zonas del cerebro en las que se asientan nuestras emociones.

Cuando comienza el proceso llamado "alerta del estrés", el hipotálamo actúa simultáneamente a dos niveles: en el sistema nervioso simpático y en la hipófisis. Esta reacción del hipotálamo depende a la vez de la naturaleza del mensaje que recibe y del grado de activación del sistema de transmisión encargado de transportarlo. Si está muy activado, la reacción es intensa; si está poco activado, la reacción a un mismo estrés es más débil. Activado por el hipotálamo, el sistema simpático libera una hormona, la adrenalina, que estimula directamente diversos órganos: estómago, intestinos, corazón, así como la parte central de la glándula suprarrenal situada por encima de cada riñón, la médula suprarrenal, que libera a su vez la adrenalina y la noradrenalina. Ubicado en la hipófisis, el hipotálamo ordena la liberación de la circulación de diversas hormonas, incluida la hormona adrenocorticotropa, mientras que paralelamente se secretan las betaendorfinas.

Las betaendorfinas, que tienen una estructura bastante semejante a la de la morfina, disminuirían la sensación de dolor durante el estrés: se explicaría así que una lesión sufrida durante un partido de fútbol no duela hasta después de finalizado el encuentro.

Una vez que la hormona adrenocorticotropa tiene liberada su circulación por la hipófisis, activa la parte periférica de la glándula suprarrenal: la corteza, con la consiguiente liberación de cortisona.

Las catecolaminas procedentes del sistema nervioso simpático y de la médula suprarrenal, así como la cortisona elaborada por la corteza suprarrenal, son las principales hormonas liberadas en el curso del estrés.

Las catecolaminas tienen una secreción rápida y efectos inmediatos. Liberación del azúcar almacenado en el hígado, que servirá de combustible a los músculos y al cerebro, órganos esenciales intervinientes en la reacción al estrés. También hay aumento del ritmo cardíaco que facilita el aporte de azúcares y de oxígeno a los órganos y les permite reaccionar frente al agente provocador del estrés.

De esta manera, en esta fase de alarma, el cerebro está en condiciones de decidir si debe luchar o emprender la huida, y los músculos podrán actuar de acuerdo a la decisión tomada. El tiempo que transcurre entre la materialización del peligro y la reacción es inferior a un segundo.

La liberación de cortisona por la corteza suprarrenal es más lenta, y permite una adaptación más profunda. Ordena la reposición de los depósitos de azúcar del hígado a partir de los prótidos, procedentes en su mayor parte de los músculos y de los huesos. Favorece también la liberación de ácidos grasos. Por su acción antinflamatoria, se opone a la inflamación, la reacción habitual de nuestro organismo frente a todo agente externo: traumatismo, cuerpos extraños. La inflamación puede ser saludable si neutraliza un agente exterior con posible efecto nocivo, pero también tiene, a veces, más inconvenientes que ventajas; por ejemplo, cuando el agente extraño no es nocivo. De ahí el papel de la cortisona. Se opone a la eliminación de agua y de sal por el riñón. Debilita, por último, las defensas inmunitarias de nuestro organismo.

Si bien aún no se ha demostrado definitivamente la existencia de relaciones de causa-efecto, no se debe dudar de que la repetición o la prolongación del estrés, al modificar de manera prolongada nuestras secreciones hormonales, ha de tener consecuencias perniciosas. Así, la hipersecreción de catecolaminas favorecerá a las alteraciones del ritmo cardíaco, el infarto de miocardio, la hipertensión arterial y a los trastornos digestivos, como el estreñimiento.

Al disminuir las reservas de prótidos de músculos y huesos, la cortisona puede originar reblandecimiento muscular y osteoporosis; la retención de agua y de sal favorecerá la aparición de edemas e hipertensión; el descenso de la inmunidad será responsable de infecciones. La cortisona puede dar lugar a trastornos metabólicos (falta de potasio, diabetes) y provocar úlceras de estómago.

Si bien cada persona reacciona con su organismo, su mente y su espíritu de distinta manera, existe una escala sobre el estrés que construyó el doctor Rahe en Estados Unidos*:

Muerte del cónyuge 100

Divorcio 73

Estancia en prisión 65

Muerte de un pariente próximo 63

Herida o enfermedad 53

Matrimonio 50

Despido 47

Reconciliación con el cónyuge 45

Jubilación 45

Problemas de salud de un pariente próximo 44

Embarazo 40

Dificultades sexuales 39

Llegada de un nuevo miembro a la familia 39

Problemas profesionales 39

Cambio de la situación financiera 38

Multiplicación de disputas familiares 35

Hipoteca o deuda importante 31

Asunción de una hipoteca o deuda 30

Cambio en la vida profesional 29

* Los valores de la escala corresponden al nivel de estrés (en una escala de 0 a 100) que posee una persona de acuerdo a la situación que atraviesa en determinado momento de su vida.

Estrés Post-traumático

Se trata de la persona que experimenta una y otra vez un suceso vivido, visto o escuchado acerca de características que tienen que ver con muertes o amenazas para sí o para los demás. Por ejemplo: guerras, catástrofes, accidentes, robo con violencia, secuestro, etc.

La re-experimentación del trauma se plasma a través de recuerdos, imágenes, pensamientos, percepciones, ilusiones, alucinaciones, pesadillas, sueños recurrentes, *flashbacks*.

Los síntomas más comunes son: irritabilidad, ataques de ira, respuestas exageradas de sobresalto, dificultad para concentrarse, dificultad para conciliar o mantener el sueño.

En este cuadro clínico entraría lo que se conoce como "neurosis de guerra", también atentados terroristas o secuestros y robos con violencia.

Depresión

El término *depresión* deriva del latín *depressio*, que significa "hundimiento". La persona que la padece se siente, precisamente, como hundida. Siente su cuerpo y todo su ser muy pesado. Es un trastorno afectivo donde fluctúa el estado anímico.

La sintomatología ronda alrededor de un desgano generalizado que afecta todos los ámbitos de la vida de la persona (laborales, afectivos, intelectuales, artísticos, científicos, etc.). También provoca un desequilibrio generalizado del organismo que se traduce en alteración en la presión sanguínea, en el ritmo cardíaco, sequedad bucal, temblores, escalofríos y sofocaciones, entre otros síntomas.

En la depresión aparece una marcada baja de la autoestima, surgen autorreproches, pérdida de interés, ausencia de permiso para disfrutar de cosas placenteras, estado de profundo nerviosismo, sentimiento de culpabilidad, pesimismo, pensamientos suicidas, insomnio, trastornos alimenticios, dolores corporales y cefaleas, trastornos gastrointestinales, dolencias cardíacas, etc.

El dolor moral está en el centro de la depresión. Este estado global de pesimismo va acompañado de un sentimiento de inferioridad, de una pérdida de la propia estima que la distingue de la simple tristeza.

La desaparición del impulso vital, que los psiquiatras llaman "inhibición psicomotriz", se manifiesta por la ausencia de interés hacia todo lo que suele configurar nuestra vida: los actos familiares, los objetos a los que normalmente nos sentimos ligados, las personas de nuestro entorno, incluso aquellas a las que más queremos.

Este pesimismo y desinterés coinciden con una lentitud del espíritu, un sentimiento de ansiedad, fatiga, alteraciones del sueño y dolores diversos.

Así, el conjunto de elementos conduce a un estado de angustia profunda que suscita ideas de suicidio, prácticamente siempre presentes en un estado depresivo. Esta amenaza de muerte da toda su gravedad a la depresión, y sería un gesto irreparable, y tanto más lamentable, por cuanto un acceso depresivo siempre puede curarse. Tal consideración, en unión con el inmenso dolor psicológico del enfermo, justifica plenamente una consideración muy seria del problema.

La forma en que la depresión se presenta, por lo general, es lenta e insidiosa. De a poco, el carácter cambia: el sujeto se vuelve triste, taciturno, irritable. La persona ya no soporta a los niños que hacen ruido, a los animales, las puertas que golpean, la televisión del vecino, etc. Con frecuencia la tristeza parece justificada por un hecho doloroso, un choque afectivo; pero, en lugar de disiparse con el tiempo se acentúa.

Aparecen alteraciones en el sueño, es decir, se hace más corto debido a dificultades para conciliarlo o a un despertar demasiado temprano, o a ambas cosas; es posible que, por el contrario, se vuelva demasiado prolongado. En todos los casos se pasan noches inquietas, llenas de pesadillas, con sensaciones angustiosas y de ideas obsesivas.

Poco a poco aumenta la fatiga, que obliga a la persona a acostarse más pronto; pero como el sueño ya no es siempre reparador, se despertará aun más fatigado y le costará levantarse. Una vez puesto en pie, se encontrará mejor hasta el fin del almuerzo, pasará el tiempo hasta la cena, y recuperará el vigor al anochecer, preguntándose entonces cómo ha podido pasar así las horas anteriores.

La persona que sufre depresión tiene aumento de su ansiedad, puede ir acompañada de una sensación de tener un nudo en la garganta o el estómago encogido, de falta de aire o de opresión torácica. Estos síntomas se deben a la angustia que experimenta.

A veces, la inercia quejosa del sujeto puede dar paso a una irritabilidad y una susceptibilidad insólitas: una intervención afectuosa o irónica de los que le rodean o un acontecimiento externo desencadena reacciones de cólera desmesuradas. Es posible que experimente dolores de cabeza, sensaciones de tirantez o dolor en el cuello, la nuca, los hombros o la columna. Otras veces, son alteraciones en la alimentación, tanto a modo de falta de apetito como de una necesidad imperiosa de comer; van acompañadas con frecuencia de un estreñimiento. Son habituales las perturbaciones sexuales, como la pérdida de la libido, impotencia o frigidez.

Fatiga crónica (Fibromialgia)

La enfermedad suele iniciarse comúnmente como una especie de gripe, que se hace crónica, y luego se desarrollan alteraciones en el sueño. Se caracteriza por provocar dolores de músculos y tendones, por cambios en el sueño, cansancio profundo, hipersensibilidad y una emotividad exagerada. Puede iniciarse después de una caída, un accidente, un estado de miedo, angustia o tristeza. Muchas veces, afecta el sistema inmunológico a través de virus o bacterias, altera la tensión arterial y produce alteraciones musculares y vivencia del dolor físico.

Hay cálculos que indican que entre un 2 y un 4 % de la población general es afectada por esta enfermedad. En la mujer, el porcentaje aproximado es del 3,4 % y en el varón del 0,5 %.

Con la finalidad de establecer un diagnóstico más claro, se han descrito dos tipos de criterios basados en el dolor. Los dolores difusos que deben afectar a los cuatro cuadrantes del cuerpo (el lado derecho al igual que el izquierdo, y por encima y por debajo de la cintura); también afectan a la columna (dolores axiales). Y, por otro lado, la palpación de puntos dolorosos específicos (al menos nueve de los dieciocho puntos musculoesquiléticos definidos oficialmente. Son los siguientes:

1- Puntos suboccipitales, a nivel de la inserción de los músculos occipitales.

2- Puntos cervicales bajos (apófisis transversas de la vértebra cervical cinco hasta la vértebra cervical siete).

3- Puntos a nivel de los músculos trapecios, a medio camino de su borde superior.

4- Puntos a nivel de la inserción del músculo supraespinoso, en la espina de la escápula.

5- Puntos a nivel de la inserción de las segundas costillas sobre el esternón.

6- Puntos sobre el epicóndilo externo (el relieve óseo del húmero donde se originan los músculos extensores del antebrazo).

7- Puntos por detrás de las crestas ilíacas (las prominencias óseas del hueso coxal o cadera que pueden palparse fácilmente en los costados de una persona delgada), a nivel del músculo glúteo medio.

8- Puntos a nivel de la cresta del trocánter mayor del fémur, un relieve óseo en el que se insertan los músculos piriformes que sirven para rotar externamente el muslo.

9- Puntos a nivel de la inserción de la pata de ganso (la reunión de los tendones de diferentes músculos en la cara interna de la tibia) en la rodilla.

La Fatiga crónica es uno de los cuadros que presenta más manifestaciones clínicas anexas y diversas:

- Debilidad generalizada, dolores musculares difusos (diferentes de los descritos previamente) y dolores articulares.

- Alteraciones del sueño: problemas para conciliar el sueño y despertares frecuentes durante la noche.

- Fatiga matutina y durante el día.

- Rigidez matutina, en general breve.

- Cefaleas.

- Dismenorreas.

- Colitis.

- Sensación de entumecimiento y hormigueo de alguna extremidad, y sensación de tumefacción.

- Estado febril.

- Ojos secos.

- Problemas psíquicos diversos: ansiedad y depresión.

- Síndrome de las piernas inquietas (este síndrome consiste en una sensación molesta localizada en las extremidades inferiores, que tiene un predominio nocturno y se alivia en parte al mover las piernas, de ahí su nombre).

- Síndrome uretral, dolor vulvar y dolor durante el coito (dispareiunia).

Entre la cuantiosa nómina de síntomas posibles, encontramos: dolores torácicos, lumbares y articulares; migrañas, sensación de "cabeza vacía"; variaciones del humor; alteración de la memoria y la concentración; estrés interno, ansiedad, angustia y depresión; alteraciones digestivas e intestinales; rigidez muscular; hipersensibilidad al frío; alteraciones del equilibrio.

Otras manifestaciones asociadas a la Fatiga crónica son: boca seca, alergias, tensión premenstrual, síndrome del colon irritable, prolapso de la válvula mitral, bruxismo (rechinamiento de los dientes), vejiga irritable y reuma.

Se puede establecer, a nivel cerebral, cómo se manifiesta la Fibromialgia:

- Alteración del eje hipotálamo –hipofisario– suprarrenal, a través de un episodio traumático, que puede ser tanto físico (accidente) como psicoafectivo.

- Alteración del sueño en la fase III, y sobre todo en la fase IV no REM (la fase IV es la del sueño reparador durante la cual los músculos se relajan y reposan).

- Alteración de los neurotransmisores (una disminución de la secreción de hormona del crecimiento en el 30 % de pacientes), lo que provoca una anomalía de la percepción del dolor que se acompaña de una disminución de la tolerancia a la falta de oxígeno (anoxia).

• *Posicionamiento ante la enfermedad (Ejercicio para la Fatiga crónica)*

Si bien es en los capítulos siguientes de la Parte II donde se explica cómo eliminar estos cuadros, vamos a plantear aquí la actitud que la persona tiene que adoptar; el posicionamiento subjetivo que tiene que tomar ante la Fibromialgia.

a) Comprende tu problema, acepta tu dolencia e infórmate, ya que necesitas que te crean.

b) Practica algún tipo de actividad física para mejorar tu forma. Haz ejercicio sin llegar al agotamiento.

c) Gradualmente reanuda tus actividades recreativas y aprende a darte gustos.

d) Para aliviar el dolor, utiliza el calor, los masajes, los estiramientos y la relajación.

e) El reposo nocturno es muy importante. La calidad de tu sueño es más importante que la duración.

f) Evita, dentro de lo posible, los factores de estrés, los problemas psíquicos y las emociones fuertes.

g) Limita el uso de analgésicos.

h) No utilices la enfermedad como una excusa en la vida, en tu entorno, con tu familia, tu médico o tu jefe.

i) No hagas turismo médico.

j) Desarrolla una actitud positiva en relación con tu enfermedad, conócela mejor y conócete más a ti mismo.

k) Evita los movimientos de repetición.

Consumo y adicción de sustancias por Ansiedad

En las descripciones clásicas de lo que la psiquiatría denomina "Trastorno de Ansiedad Generalizada" no aparece el consumo o la adicción de sustancias. De allí que la clasificación que utilizamos en este libro es la que integra la enfermedad de "Ansiedad Generalizada", y no la clasificación psiquiátrica que figura en el DSM IV "Trastorno de ...".

Ocurre que el estado de ansiedad que la persona padece resulta insoportable y entonces aparece la posibilidad de acceder al consumo o a la adicción de sustancias. Sigmund Freud, precisamente, llamaba al consumo de alcohol "quitapenas". Es la "salida" que la persona encuentra para soportar la pena, la tristeza profunda y la incontenible ansiedad padecida.

Hacemos la diferencia entre consumo y adicción, aclarando que la primera responde a la persona que hace un uso controlado, breve y/o eventual de la sustancia (drogas socialmente aceptadas como el alcohol, el cigarrillo o los psicofármacos, y drogas no aceptadas en la sociedad como marihuana, cocaína, entre otras).

SEGUNDA PARTE
¿CÓMO ABORDAMOS EL PROBLEMA?

Algunas de las disciplinas requieren al principio la presencia de un terapeuta especializado, luego, la persona puede auto-aplicárselas. Otras disciplinas que aquí planteamos no necesitan de un terapeuta, directamente la persona puede realizar la práctica para superar el problema. También proponemos qué hacer en casos de crisis.

Tengamos en cuenta que lo que acompaña al cuadro de Ansiedad Generalizada es una baja de la autoestima del sujeto que lo padece.

Además, pensemos que si el especialista que atiende a las personas con síntomas de Angustia generalizada, es un psicólogo, contará con una formación que servirá de apoyo, tanto en el sentido de acompañamiento como en el de base de la aplicación de las técnicas holísticas. Las entrevistas, las sesiones en las que se realiza un seguimiento del paciente, la escucha entrenada del psicólogo, todo eso brindará una clara orientación al profesional para ver con qué conviene comenzar, o continuar, o qué hay que reforzar, qué no hay que hacer o qué suspender.

Es necesario aclarar que cuando estamos planteando qué hacer o cómo eliminar estos cuadros clínicos debemos tener en cuenta dos cuestiones fundamentales. Una, precisamente, que se trata de cuadros, nosografía clínica, tipificaciones, clasificaciones. Entonces, es bueno despejar esa "etiqueta" de lo que realmente se siente. Y por otro lado, observar también que se trata de energía, de afectos.

Es necesario que nos preguntemos: ¿de qué energía se trata? ¿Qué tipos de afecto están en juego? ¿Qué sucede si se acumula esa energía o si se libera? ¿Qué afectos se reprimen y cuáles se expresan? ¿Adónde se descargan los afectos reprimidos y qué "cara" tienen aquéllos que no se expresan en su lugar?

Podríamos pensar que los afectos no expresados producen mutilaciones. De allí estamos a un paso de suponer que ésta es otra forma de discapacidad. En nuestra época se da mucho este tipo. Detrás de la adaptación al modelo cultural está "el estorbo de los afectos". A la hora de correr detrás del éxito, los afectos y los sentimientos no son otra cosa que "palos en la rueda", y como tales, "hay que eliminarlos". Por eso la mutilación, la ausencia de expresividad.

Esa energía de la que hablamos son afectos, sentimientos, y si no la descargamos –como decía Freud– en su lugar, entonces, nos enfermamos. La acumulación de energía genera síntomas. Freud afirmaba que el afecto reprimido en la histeria iba a parar al cuerpo, desarrollando un síntoma somático. Y que el afecto reprimido en la neurosis obsesiva iba a parar a la ideación, a las ideas, provocando un síntoma obsesivo.

Cuando hablamos de energía afectiva, nos referimos a relaciones, a vínculos con los otros. Por lo tanto, es una limitación, además de una patologización, pensar que solamente es responsable el portador del síntoma. Si bien la responsabilidad de portarlo es de la persona afectada, lo cierto es que hay afectos (con otros) en juego. Por lo consiguiente, otros también tendrían qué decir al respecto.

Si hablamos de energía, nos referimos a la luz, al sonido, onda, vibración, emoción, afecto. Según su descarga (cantidad, calidad, lugar, tiempo, forma) estaremos más cerca de la salud o de la enfermedad con su modalidad correspondiente. Así, surge entonces la expresividad, la descarga de esa energía, adquiriendo una modalidad que puede darse como pánico, estrés, depresión, fobias, etc.

Entonces, si hablamos de afectos y de energía, de tramitación, de descarga, de acumulación, estamos hablando de vitalidad, de vida, de naturalidad. De esta forma, no resulta extraño que la propuesta de poder enfrentar estas situaciones se plantee desde una perspectiva holística. Dado que lo holístico considera a la salud como una totalidad o como un todo (cuerpo, mente y espíritu).

Por supuesto, aquí entran en juego otro tipo de preguntas. Si los métodos holísticos no poseen efectos secundarios; si muchos de estos abordajes, una vez que uno adquiere el conocimiento de ellos, puede aplicárselos a sí mismo; si los tratamientos holísticos integran lo que se conoce como terapias breves: ¿por qué no accedemos tan fácilmente a ellos? ¿Por qué no tienen una difusión masiva? ¿Poseen la misma confianza que las prácticas de la medicina alópata? En salud mental, ¿tienen la misma eficacia que las terapias tradicionales basadas en el psicoanálisis?

Obviamente, las respuestas surgen desde el aspecto económico. Este es el motivo central por el cual las disciplinas holísticas no son muy difundidas o no cuentan con todo el andamiaje de la salud pública con el que cuenta la medicina alópata.

Está claro que todo responde a una cuestión de comportamiento, de costumbres, de una cultura que denomina "disciplinas tradicionales" a la medicina alópata, a las terapias psicoanalíticas o testistas, que solamente cuentan con unos cientos de años, y llama "disciplinas alternativas" a las holísticas que cuentan con miles de años.

Sostengo mi posición de que el problema es económico porque estas disciplinas no utilizan medicamentos de laboratorios. No dejemos de lado que las empresas en el mundo que más facturan en el año son los laboratorios, luego de la venta de armas.

Es sabido que la llegada de los laboratorios a las "bocas de expendio" –éstos son los consultorios médicos de los hospitales, las obras sociales, las prepagas de medicina, los consultorios particulares– es inmediata.

Se conoce la inversión publicitaria que los laboratorios realizan en los medios masivos de comunicación. Asimismo, la constitución de congresos locales e internacionales, premiando a los médicos con todos los gastos pagos por su asistencia y, además, el auspicio de las "columnas de salud" en televisión y en radio. También en los medios gráficos está presente la publicidad de los productos de laboratorio.

Otro elemento que pesa para que "la balanza se incline hacia un solo lado" es que la disciplina alópata –debido al desarrollo tecnológico, al poder que logra en las carreras universitarias de los agentes de salud, al consumo masivo de sus productos y a la costumbre generalizada de acceso a los mismos– cuenta con la categoría de "científica"; y eso pesa mucho en la subjetividad de las personas, debido a que ese prestigio toca valores subjetivos importantes. Aun sabiendo que, como dice la canción de Joan Manuel Serrat, "sería fantástico que la ciencia fuera neutral". Poesía que plantea que los jurados científicos y la reafirmación de las categorías son también muchas veces soste-nidas por los laboratorios. De hecho, muchas investigaciones se realizan a pedido de tal o cual laboratorio. Por supuesto que en todo el mundo no se da esta realidad. Por ejemplo en China, las personas que cursan la carrera de medicina egresan de la univer-sidad con los saberes de la MTC (medicina tradicional china) y de la medicina alópata. En Rusia, el diagnóstico basado en la fotografía Kirlian, que mide el aura de las personas, es conside-rado un diagnóstico "oficial".

Lo cierto es que en Argentina y en toda Latinoamérica, cada vez hay más desarrollo holístico. Eso es positivo, ya que si hay mayor oferta, también hay mejor profesionalismo y experiencia. No nos olvidemos que el hecho de no contar con el apoyo de la alopa-tía, hace que toda la tarea sea más ardua. También se torna difícil sostener la disciplina. Se hace, como comúnmente se dice, "todo a pulmón".

A continuación, explicaremos algunas herramientas holísticas para que el lector pueda tenerlas a su alcance de manera simple.

Capítulo 2
Hipnosis, hipnoterapia y autohipnosis

La hipnosis es una disciplina milenaria. Se trata de un estado de modificación de la conciencia que, llegando a una relajación profunda, realizando una visualización y aplicando un *script* o texto, resulta sumamente eficaz para el tratamiento de la Ansiedad Generalizada. La planificación de una serie de sesiones de hipnosis, con las características planteadas, es lo que se denomina un tratamiento de hipnoterapia. Una vez adquirida la práctica de la hipnosis, cuando la persona llega a darse cuenta que puede entrar en un trance hipnótico, está en condiciones de realizar una autohipnosis. Como lo que está en juego en la hipnosis es la voluntad a través de la técnica de la sugestión, no nos equivocamos al afirmar que toda hipnosis es autohipnosis.

El método hipnótico permite modificar el flujo de información cerebral, a su vez, éste es el que permite reprogramar las conductas, modificándolas para lograr la estabilización de la energía corporal, mental y espiritual necesarias para sentirse saludable.

Los orígenes de la hipnosis datan desde lejanos tiempos. Hay registros de ella en Oriente (India, China) y también en los pueblos originarios de América. Es sabido que los Mayas aplicaban la hipnosis para realizar lo que hoy llamaríamos "una intervención quirúrgica".

En nuestra cultura occidental, tenemos que ubicar los inicios a partir de Franz Antón Mesmer (1733-1815), médico vienés que introdujo su teoría-práctica, el Magnetismo, en la Francia del siglo XVIII.

Mesmer planteaba que había un desequilibrio de los "fluidos magnéticos" en los cuerpos de las personas. Inventó una batea de cobre de la que salían varillas que tocaban a los pacientes sentados alrededor de la misma. Al mismo tiempo, los pacientes estaban conectados entre sí a través de un cordel por el que circulaba el fluido magnético. La batea (o *baquet*) tenía un imán por el que circulaba la energía atraída por las partículas de hierro. Por supuesto, hay mucho misterio en esta práctica que nos resulta difícil explicar. Lo cierto es que llamó poderosamente la atención, tanto que hasta el rey Luis XVI se interesó por ella.

De cualquier forma, es importante destacar que Mesmer fue el primero en aplicar la hipnosis, en acercarse y tocar al paciente aunque sea a través de unas varillas de vidrio. Buscaba la cura del paciente y las varillas eran un método posible. Lo importante estaba en la energía que el paciente debía descargar previamente; así como hoy planteamos que el paciente debe liberar la angustia. La angustia es energía. La catexis es la movilización de la energía.

Luego, mencionamos al doctor James Braid (1745-1860). El hipnotismo de Braid consistía en fijar la vista en un objeto cualquiera de naturaleza no excitante. Aquí es donde aparece el péndulo hipnótico. Éste suele ser de cristal de cuarzo o de bronce. También puede ser un reloj de bolsillo, una medalla, etc. Este elemento es conocido como "analizador visual".

Es en la Escuela de Nancy en la que ubicamos a Sigmund Freud (1856-1939) en relación a la hipnosis. Son sus maestros Hippolyte Bernheim (1840-1919) y Ambrose-August Liebault (1823-1904). Freud se forma en el "hospital de alienados" de *La Salpetriere* de París con el profesor Jean Martín Charcot (1825-1893). Podemos decir que estos maestros, junto con el doctor Joseph Breuer (1842-1925), aplicaban prácticas basadas en la sugestión, como la hipnosis.

Pero es con el doctor Milton Hyland Erickson (1901-1980) con quien se revoluciona el método hipnótico. Nacido en EE.UU., realiza varios trabajos de investigación, coordina grupos de formación en psiquiatría y trabaja junto al avanzado equipo de la que se conoció como "Escuela de Palo Alto". Funda y preside la Sociedad Americana de Hipnosis Clínica. Su método hace que el hipnotizado sea plenamente activo en el proceso del trance hipnótico, a diferencia de lo que se venía desarrollando. Antes de Erickson, el hipnólogo tenía un poder sobredimensionado y el paciente era totalmente pasivo en esa práctica.

Existen amplias diferencias en el método clásico de hipnosis en relación con el método de hipnosis ericksoniana. Una importante es que en ésta última no se utilizan drogas para hacer entrar en trance profundo a una persona. En los otros métodos de hipnosis, en ciertos casos se utilizan drogas y en otros no. Se conoce como "Sofrología" aquella ciencia que estudia las modificaciones de la conciencia por medios psicológicos autoinducidos o heteroinducidos sin intervención de drogas o fármacos.

En el estado de trance hipnótico la percepción del mundo corporal se modifica. Al modificarse la conciencia, la percepción de su propio cuerpo se modifica, aparece una nueva dimensión del mismo.

Cuando hablamos de hipnosis no nos referimos al estado del sueño. Este último es un estado donde el que trabaja a pleno es el inconsciente y la conciencia no interviene en absoluto. En el estado de hipnosis ocurre lo contrario. Es la conciencia la que permite, a través de la voluntad de la persona hipnotizada, ingresar en el estado de trance. En la hipnosis entramos en un estado *Alfa*, que se mide en un equipo de electroencefalografía. Es un estado de relajación profunda, en aislamiento del ruido ambiente. Aparece una intervención de estado de ritmo *Beta* producido por la atención, la evocación y el aprendizaje, por eso la posibilidad del cambio de información cerebral necesaria para la modificación de los síntomas.

Podemos decir que hay dos tipos de informaciones que el cerebro recibe. Una es la que aparecería de abajo hacia arriba, que podríamos llamar "percepción pura". Aquí, podríamos poner como ejemplo que se trata de un día en el que el cielo está completamente nublado, hace frío y llovizna. Entonces, esa sería la información "A": *El día está nublado, hace frío y llovizna*. Inmediatamente, podríamos decir "a su vez", ya que lo partimos para poder explicarlo, pero lo cierto es que el proceso se da en sus dos tipos de información de manera conjunta, aparece lo que llamaríamos "percepción subjetivada" o la información que va de arriba hacia abajo. Este tipo de información está compuesta por las pautas culturales, escalas de valores, ideología de la persona. Esta segunda información llamada "B" sería, en el mismo ejemplo: *Un día horrible*. Por lo tanto, cada vez que el día se presente con aquellas características climáticas, tendremos "un día horrible".

Precisamente en esta información "B", que va de arriba hacia abajo, es donde se ubica la hipnosis. La hipnosis no va a cambiar la realidad. Si el día está nublado, llueve y hace frío, no logrará que el paciente, cada vez que esté nublado, vea el sol; que cuando llueva, vea todo seco; y que cuando haga frío, sienta calor. No, eso no lo hace. Lo que permite la hipnosis es que se modifique la segunda información; que el sujeto pueda vivenciar que un día frío, lluvioso y nublado, puede no ser un día horrible y puede ser propicio para realizar muchas tareas, ya sean laborales, de elección creativa, de recreación, de placer, descanso, ocio, etc. Intenta generar una información positiva.

Los usos y aplicaciones de la hipnosis en la salud son múltiples. Así llamamos hipnoterapia al tratamiento terapéutico realizado bajo la aplicación del método hipnótico. Este último puede aplicarse desde varios lugares. Una vez entrada la persona en trance hipnótico profundo, según el nivel en el que se encuentre, se puede establecer un estado de anestesia, modificar y/o incorporar información al cerebro, realizar regresiones y progresiones, etc.

Los campos de desarrollo de la hipnoterapia también son varios: tratamiento del dolor, cáncer, adicciones, insomnio, síntomas de la Ansiedad Generalizada, etc.

Entónces, desde la hipnosis podemos abordar la problemática de manera muy cómoda. Quiero decir, tenemos muchas herramientas. Ha de ser la escucha del terapeuta muy atenta, en las entrevistas preliminares, como para poder ir armando un *script* o texto para ser aplicado a través de la hipnosis. Ese texto surge del relato del paciente y será el material que se utilizará tanto en las sesiones de hipnosis como en la reprogramación autohipnótica. Es decir, en la grabación que el paciente escuchará en su casa, todos los días a modo de refuerzo. No nos olvidemos que la eficacia de la información que tenemos en el cerebro está basada en la repetición. Tanto tiempo repetimos en nuestro cerebro esa información que hemos producido sobre determinada cuestión, que terminamos programándonos con ella. Por lo tanto, la grabación cumple la función de la incorporación de una nueva información. Y la eficacia de la misma, también estará basada en la repetición. Cuanto más veces escuchemos la grabación, será más fácil lograr que la información llegue al cerebro y modifique nuestras conductas al respecto.

Como señalamos anteriormente, todos los cuadros clínicos que se presentan en la Ansiedad Generalizada están estrechamente relacionados con la baja autoestima de la persona. Por ejemplo, podemos encontrar el lazo entre el cuadro clínico de fobia y baja autoestima cuando aparece una fobia o miedo paralizante ante la instancia de rendir un examen.

En este caso, podríamos aplicar una hipnosis donde aparezca la persona viéndose a sí misma en una sala de cine. La persona puede estar en las primeras filas viendo en la pantalla la proyección de una película en el momento en que la escena que se está desarrollando es ella misma en situación de examen. Allí es importante tratar de percibir todas las respuestas del cuerpo, de la mente y del espíritu de esa persona que está en esa situación. Intentando percibir los gestos, las tensiones, la transpiración, los temblores, el aumento de la adrenalina, el ritmo cardíaco, etc.

Luego, la persona se ubica en lo que sería el *pullman* de la sala de cine viendo a esa persona sentada en la platea, en las primeras filas, que es ella misma que está viéndose, al mismo tiempo, en la pantalla en la escena de examen. Posteriormente, el sujeto se ubica en el súper *pullman* de la sala de cine y ve a esa persona que está en el pullman de la sala, que es él, cómo observa a esa otra persona que está en la platea, que también es él mirando la película acerca de la toma del examen.

En la medida que va "tomando distancia" de la persona (de sí mismo), observando detenidamente los detalles, comienza a resultarle "distante", y hasta graciosa, la situación que se plasma en la pantalla.

Justamente, esta situación se trabaja en la mente de la persona, le quita peso y dramatismo y eso le permitirá poder atravesar la situación de examen sin ningún inconveniente. Recordemos que cuanto más se reitera, se refuerza la información y, por lo tanto, mayor efecto positivo representa.

Este ejercicio se puede realizar luego de una relajación profunda, que es la manera de comenzar la hipnosis ericksoniana. Más adelante, en el capítulo de relajación, explicaremos cómo realizar una relajación completa, propicia para la sesión de hipnosis o, en este caso, de autohipnosis.

Es importante tener en cuenta que cuando hablamos de hipnosis lo hacemos desde el método de Milton Erickson y no desde otros métodos clásicos donde se trabaja más con la pérdida total de conciencia. Aquí, se trabaja con alteración de la conciencia, pero no con la pérdida de la misma. Las personas hipnotizadas recuerdan lo que ocurre en las sesiones porque no han perdido la conciencia, sino que ésta sólo ha sufrido una modificación al entrar en estado *Alfa*.

Quienes están bajo trance hipnótico no pierden el control de la situación. El poder lo tiene la persona y no el hipnólogo. Incluso, pueden dar por terminada la sesión cuando lo deseen. Por lo tanto, es falso pensar que pueden ser sometidos y obligados a realizar actos que atentan contra sus valores morales o contra su salud.

El profesor y médico rosarino Isaac Gubel, quien trabajara con Milton Erickson en EE.UU., expuso en el Congreso Panamericano de Medicina Psicosoɪnática (mayo de 1960, México), después de la presentación del Trabajo de Erickson, que la hipnosis demostró —en contraposición a los rígidos postulados de algunas escuelas psicoanalíticas— que la intervención activa del hipnoterapeuta resulta oportuna y beneficiosa para el tratamiento y que tampoco es necesario un minucioso *insight* microscópico en cada uno de los detalles de la vida inconsciente infantil. La Escuela de Pavlov sostiene que, a veces, la simple supresión sintomática o, mejor dicho, la remoción de síntomas en pugna, o algunas pocas sesiones, es suficiente para una estructuración psicológica del enfermo y que lo conduce rápidamente al mismo equilibrio que logra un largo y tedioso análisis.

Cuando aludimos a la información nueva que se incorpora al cerebro con la finalidad de contrarrestar la fijeza, y por ende la eficacia de la información con la que se cuenta previamente, estamos refiriéndonos a una información positiva. De esta forma, queda claro que lo que se cambia es el sentido de la información. La que está establecida durante años, quizás, es una información negativa y actúa provocando síntomas, enfermedades en el sujeto. En cambio, la información que se incorpora, la que va a desplazar a la existente, es positiva. Tiene componentes que reparan y armonizan la energía de la persona.

Milton Erickson utilizaba metáforas o anécdotas, como decía Haley. Lo interesante era la creatividad que él aplicaba en esos recursos para la problemática que presentaba el paciente. A continuación, para tener más claro cómo trabajaba Erickson, plantearemos algunos ejemplos clínicos.

Un caso de Enuresis:

Un niño de doce años sostenía una intensa lucha con su madre porque continuamente él mojaba la cama. Erickson le asignó a la madre la tarea de levantarse a las cuatro o cinco de la mañana, todos los días, para controlar si la cama del hijo estaba mojada o seca. Si estaba seca, ella volvería a su lecho sin despertar al chico. En caso contrario, tenía que hacer que el muchachito se levantara y practicara caligrafía (lo que le hacía falta) hasta las siete. No sólo se resolvió el síntoma, sino también se mejoró la relación del niño con el padre y sus notas escolares.

Tratamiento de la impotencia sexual:

En cuanto volvió de su luna de miel, un hombre solicitó la ayuda de Erickson. Le explicó que durante las dos semanas de luna de miel no había logrado ni una erección. Su esposa tomó el asunto como algo muy personal, y se sintió tan humillada que pidió la anulación del matrimonio. Erickson le dijo al hombre que llevara a su esposa al consultorio. Cuando ambos estaban allí, le pidió al paciente que mirara a su mujer y experimentara de nuevo sus propios sentimientos de vergüenza y humillación, y el hecho de que haría cualquier cosa para salvarse de ellos. Le sugirió que podía salvarse de esos sentimientos si entraba en un trance profundo en el cual sólo podría ver a su esposa. Entonces comprendería que estaba perdiendo el control de su cuerpo y empezaría a alucinarse con la imagen de su mujer desnuda. A continuación, tenía que empezar a sentir un contacto físico íntimo con ella, lo cual resultaría cada vez más excitante. Después, le recordó que en el consultorio había logrado una erección y que nada impediría que tuviera éxito una y otra vez. La consumación se produjo esa misma noche. El seguimiento del caso durante diez años indicó que el problema no reapareció.

Erickson también utilizaba creativamente analogías para suscitar fenómenos hipnóticos. A continuación planteamos algunas de ellas:

"...Usted tiene que confiar en que puede producir escritura automática. Sin duda sabe escribir. Seguramente ha hecho el movimiento de apretar el freno mientras "manejaba" desde el asiento trasero del automóvil; seguramente ha puesto en extensión la boca, la garganta y las cuerdas vocales mientras escuchaba a un tartamudo que trataba de pronunciar una palabra; seguramente ha abierto la boca hasta sentir dolor en tanto se afanaba por dar de comer a un bebé que mantenía la boca cerrada. Usted sabe todo esto; en consecuencia, puede confiar en que podrá producir escritura automática."

La siguiente analogía describe el enfoque de Erickson acerca de las parejas en las que se había descubierto alguna relación amorosa al margen.

"...No veía ningún sentido en una recomposición. Ellos conocían todos los hechos, lo mismo que yo. La única cuestión era: ¿Es esto la terminación de su relación o el comienzo de una nueva? Si es la terminación, punto y aparte. Si es el principio de una nueva, ¿qué quieren de esa nueva relación? En otras palabras, ¿se están mudando de casa, de la antigua a una nueva? Si se están mudando, muy bien, no hablen de ponerse a fregar la cocina, el sótano, etc. ¿Qué quieren tener en la nueva casa? Ésta es una figura retórica, o una analogía, que uso muy a menudo. De modo que van a irse de la casa vieja, y dejarán allí todos los muebles. ¿Qué tipo de vista quieren tener en la casa nueva? Ha de estar en una parte diferente de la ciudad, con una diferente vista; será una casa distinta por completo, con otros muebles, otro arreglo. Ahora bien, ¿qué es lo que quieren en la casa nueva?"

Capítulo 3
Regresiones a la vida actual, terapia de vidas pasadas y autorregresiones

A través de la hipnosis podemos trasladarnos en el tiempo regresando a nuestra vida o también realizar ese viaje hacia vidas pasadas. Somos energía con algo de humanidad, alguien dijo. Esa energía se traslada en el tiempo aunque nuestra existencia corpórea perezca. Y esa energía va marcando rumbos de vida.

Muchas veces buscamos los orígenes de nuestra enfermedad o de nuestros síntomas en la actualidad y resulta que ese comienzo se encuentra en nuestra infancia, o lo que resulta más curioso aún, en otras vidas pasadas.

Una vez alcanzada la técnica de las regresiones, la persona está en condiciones de poder realizar el viaje sola. Muchos pacientes practican las regresiones en sus casas obteniendo buenos resultados. Éstas permiten reparar los daños sufridos en su infancia o en vidas pasadas.

Con las técnicas de las terapias de vidas pasadas se revelan sucesos del pasado que, muchas veces, son la causa de la enfermedad, y otras son la disfunción o la falta de armonía energética que actualmente está padeciendo el sufriente. Estas técnicas permiten neutralizar los efectos de esas causas o de esa desarmonía. De hecho, en el momento en que la persona se encuentra en trance profundo hipnótico, llevando a cabo una regresión a vidas pasadas, es probable que surjan situaciones traumáticas. Precisamente, es a través de esta técnica que se puede quitar lo traumático del hecho. El hecho no se va a borrar, pero sí le podemos quitar lo traumático que, en definitiva, es lo que provoca la desarmonía actual.

Estas técnicas tienen varias características importantes para destacar. Al realizarse bajo estado hipnótico, todo lo que allí ocurre, prácticamente ocurre. Quiero decir que aquello que pareciera verse, termina sintiéndose. Con todo el peso que implica sentir. El peso de que trasciende los sentidos.

Una de las cuestiones por las que se apela a la terapia de vidas pasadas es la identificación que la persona tiene con ese personaje que encarnó su ser en otros tiempos. Resulta curioso saber que cuando la persona regresa a esa vida y se encarna en ella, aparecen una o un conjunto de identificaciones con rasgos de su personalidad (la de esa vida pasada) como motivo de sus síntomas. Lo curioso es que también a través de otro tipo de identificaciones con esa vida pasada es donde muchas veces encontramos la solución de esos síntomas.

Estamos tratando de decir que esas identificaciones reflejan actualizaciones de la persona. Es probable que aparezca la pregunta de cómo se sabe dónde ir a través del tiempo. La respuesta es: "No hay que saber previamente a dónde ir". Lo mismo ocurre cuando no sabemos de antemano con qué vamos a soñar esta noche. De eso se encarga nuestro inconsciente.

Tengamos en cuenta que la práctica asidua de la regresión a vidas pasadas permite adquirir una experiencia que facilita el rápido ingreso a la regresión. Esto es, más práctica tenemos con la técnica de regresión, más rápido accedemos a ella, y la podemos aprovechar mejor.

Otra cuestión que es obvia, pero necesita una explicación, es el efecto de las terapias psicológicas sobre el cuerpo. Es sabido cuánto afecta el estado anímico sobre el sistema inmunológico. Se han realizado investigaciones en Harvard, donde un amplio porcentaje de los encuestados modificaron al menos uno de sus síntomas físicos al realizar regresiones a vidas pasadas. Esto se ha logrado con pacientes seriamente comprometidos con una práctica de hasta diez sesiones regresivas. Por supuesto que los beneficios de la terapia de regresión se juegan no solamente en el plano físico, sino también en el mental y en el espiritual.

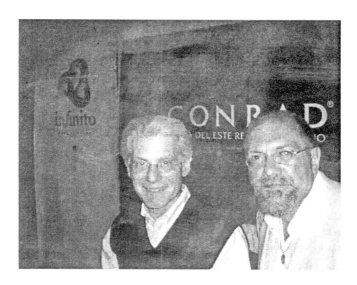

El autor junto al Dr. Brian Weiss, Punta del Este, Uruguay, enero de 2006

El trabajo del terapeuta en la regresión es importante no sólo durante la realización de la misma. Es fundamental antes de iniciar la regresión tomar anotaciones de la información que el paciente plantea acerca de su problemática. Y también lo es después de realizada la regresión, integrando todo el material surgido allí con el presente del paciente.

Las regresiones son sumamente terapéuticas. Esto está dado por dos razones fundamentales que se pueden observar en casi todas las regresiones. Una razón es que podemos ver con toda claridad cómo aparecen las identificaciones de la persona con esa vida pasada; si se trata de una regresión a vidas pasadas, con ese pasado; también si se trata de una regresión a la vida actual. Pero, precisamente esas identificaciones con los síntomas, que podríamos llamarlas "identificaciones negativas", aparecen junto a otro tipo de identificaciones, a las que podríamos llamar "identificaciones positivas", y yo creo que allí estaría la salida para una recuperación, para una estabilización general de la persona.

En este punto, se me ocurre acercarme a Freud en cuanto a que en el síntoma neurótico encontramos el desciframiento de la cura, y en el delirio psicótico, su tratamiento. Pienso que aquí también se da algo de eso en relación a las identificaciones negativas y las positivas.

El otro factor importante en las regresiones es el que tiene que ver con algún hecho traumático que se presente. Puede darse, tanto en una vida pasada como en la vida actual, que el sujeto que está en regresión experimente la re-vivencia de un hecho traumático. Aclaremos que puede ser a nivel consciente o inconsciente. Quiero decir, puede tratarse de una re-vivencia general, es decir, que el sujeto es completamente consciente que en su inconsciente está gravada esa situación; o que se trata de una vivencia para la conciencia y una re-vivencia para el inconsciente, ya que ese hecho está inscripto en el inconsciente pero recién llega a la conciencia del sujeto.

Además, dentro de la regresión aparece la posibilidad de realizar una reparación del hecho traumático. Consiste en poder quitarle lo traumático. Como éste aparece en la información que el cerebro recibe a través del trance hipnótico, no se trata de eliminarlo, sino de quitarle su aspecto traumático.

AUTORREGRESIÓN

En cuanto a la autorregresión, el Dr. Brian Weiss sostiene que es posible realizarla siguiendo los pasos de una autohipnosis, es decir, comenzar con una relajación profunda, seguir con una visualización y, por último, agregar la información nueva al cerebro. Tengamos presente que el cerebro cuenta con una información ("vieja", debido al tiempo transcurrido desde su existencia) y luego, debido al trabajo de la hipnosis, se incorpora otra información a nuestro cerebro ("nueva").

Es bueno no olvidar que la eficacia de la información está en la repetición, de allí la necesidad de un método que incorpore la nueva información busque su eficacia en la repetición. Para lograr ese objetivo, hacemos hipnosis y reforzamos el proceso con la escucha repetida por medio de una grabación.

Existen diferentes modelos para entrar en estado de relajación y visualización que abordaremos en detalle en los capítulos 8 y 9 respectivamente.

Capítulo 4
Terapia de sonido, vibracional y energética

Los objetos se mueven y producen vibraciones. Eso es energía. La física estudia la energía calorífica a partir de la energía sonora. El sonido produce ondas que conforman ciclos. Esos ciclos son captados por el hemisferio cerebral derecho. A la terapia de sonido también se la llama celular, precisamente porque llega a las células del cerebro y el sonido se reparte por todo el cuerpo.

Es una práctica que también, al igual que las del capítulo anterior, es milenaria, su origen lo ubicamos en la vida tribal. Asimismo encontramos ejemplos en el Tibet y en la época del Renacimiento, en Europa. El empleo del sonido a través de los cuencos o campanas tibetanos data de muchos siglos. El Tibet fue escenario de la práctica de esta técnica en sus monasterios. Se utilizaban los cuencos realizados de un conjunto de metales para lograr estados meditativos, equilibrio de los hemisferios cerebrales y su polaridad.

Los efectos se logran en el físico de la persona (curando dolores, mejorando posturas, etc.) como en su mente y en su espíritu.

Instrumentos tribales como el palo de lluvia, pezuñas, *didjeri-doo*, *bodhram* o tambor celta, acompañan los metales de los diapasones, manjiras, etc.

Todos sabemos del poder de la música para producir modificaciones en el plano emocional. Tampoco es una novedad que el sonido tiene poderes curativos. En la antigüedad oriental, los mantras y cánticos producían logros terapéuticos. Aparecen en papiros egipcios de casi 3.000 años de antigüedad pruebas de los poderes curativos del sonido, de la música. Y además, hasta nuestros días la palabra es empleada como la herramienta fundamental de todo psicólogo para su práctica clínica.

El movimiento de un objeto de un lado a otro se llama vibración. Esa vibración produce sonido. La cantidad de vibraciones se denomina frecuencia. La unidad de medida de las frecuencias son los hercios (Hz): un hercio es una vibración por segundos. Así, determinada cantidad de vibraciones por segundos medirá la cantidad de hercios. Existen frecuencias altas y frecuencias bajas. Las altas están dadas por los sonidos agudos y las bajas por los graves.

En el área de la oncología, es decir, en la disciplina médica que se ocupa de las problemáticas del cáncer, se investiga hace un tiempo sobre los efectos del sonido, específicamente de las notas musicales, sobre las células cancerígenas. Se ha comprobado que la ejecución de cada nota produce modificaciones en las formas o en el color de cada célula. Cada nota tiñe de un color o modifica la forma de la célula en el momento en que se la ejecuta con un diapasón. Los sonidos logran armonizar y/o reforzar las células sanas produciendo una inhibición en las cancerígenas.

Antes de profundizar en el uso de los cuencos y campanas tibetanos, vamos a detenernos en los centros de energía del ser humano para tener una aproximación a su dimensión energética.

LOS CHAKRAS

Es fundamental incorporar este subtema para poder dar una mejor respuesta al abordaje holístico, en esta forma diferente de ver el cuerpo, la mente y el espíritu humanos. Resulta propicio hacerlo en este espacio en el que se está planteando la terapia de sonido y vibracional.

No se trata de realizar una tarea de investigación profunda sobre los chakras, pero sí consideramos importante el hecho de hacer una presentación básica de los mismos.

Todo es energía y, por lo tanto, cada civilización, cada cultura, denomina de manera distinta esta propiedad existencial. Los chinos en la antigüedad la denominaron *Chi*. Los japoneses la llamaron *Ki*. Los indúes la llamaron *Prana*. El término 'chakra' alude a los núcleos de energía que se encuentran ubicados en una línea imaginaria vertical que va desde el perineo hasta la zona del aura, por encima de la cabeza. Según la escuela, recibirá el nombre de chakras, de vórtices, o de lotos.

El aura es la energía vital humana. Éter, aire, tierra, fuego y agua son los cinco elementos básicos que se manifiestan en el cuerpo humano, conocidos como la *tridosha*. A partir del éter y el aire, se manifiesta el principio corpóreo del aire llamado *vata*; en terminología sánscrita, este principio se conoce como *vata dosha*. Los elementos fuego y agua se manifiestan juntos en el cuerpo como el principio de fuego llamado *pitta*. La tierra y el agua se manifiestan como el humor del agua, denominada *kapha*. Estos tres elementos (*vata, pitta* y *kapha*) gobiernan todas las funciones biológicas, psicológicas y patológicas del cuerpo, la mente y la conciencia. En su condición fisiológica normal actúan como constituyentes básicos y protectores del cuerpo, en cambio, cuando están desequilibrados, contribuyen al proceso de la enfermedad.

La *tridosha* es responsable de las necesidades naturales y preferencias individuales en cada comida: sabor, temperatura y demás. La constitución básica de cada individuo se determina en la concepción. En el momento de la fertilización el espermatozoide se une con el óvulo y la constitución del individuo se determina debido a las permutaciones y combinaciones de aire, fuego, agua y tierra en el cuerpo de los progenitores. En general, hay siete tipos de constituciones: *vata, pitta, kapha, vata pitta, pitta kapha, vata kapha* y *vata pitta kapha*.

Los chakras funcionan "abriéndose", "cerrándose" o "bloqueándose", según funcionen bien o mal, ante la energía necesaria y suficiente para el área a la que cada chakra corresponde.

El primer chakra. Nombres con los que se lo conoce: *muladhara*, básico, raíz, fundamental. Ubicación en el cuerpo: en la base de la columna, en el perineo, o sea, entre los genitales externos y el ano. Se corresponde con los vasos linfáticos.

El segundo chakra. Nombres con los que se lo conoce: *svadisthana*, del bazo, sacro, sacral, del ombligo, umbilical. Ubicación en el cuerpo: zona del coxis.

El tercer chakra. Nombres con los que se lo conoce: *manipura*, solar, alimenticio, umbilical. Ubicación en el cuerpo: distancia media entre el ombligo y la boca del estómago.

El cuarto chakra. Nombres con los que se lo conoce: *anahatha*, cardíaco, cordial, anímico, del corazón. Ubicación en el cuerpo: centro del pecho.

El quinto chakra. Nombres con los que se lo conoce: *vishuddha*, laríngeo, garganta. Ubicación en el cuerpo: zona de la garganta.

El sexto chakra. Nombres con los que se lo conoce: *ajña*, frontal, del entrecejo, tercer ojo. Ubicación en el cuerpo: interior del cerebro, a la altura del entrecejo.

El séptimo chakra. Nombres con los que se lo conoce: *sahasrara*, corona, coronario, coronilla. Ubicación en el cuerpo: si bien convencionalmente se lo sitúa en la zona superior de la cabeza, lo cierto es que no puede ubicárselo en un sitio determinado del cuerpo físico ya que, en realidad, se trata de un núcleo energético que se halla por fuera de éste, en el aura y por encima de la coronilla.

Cada nota musical está relacionada con una zona del cuerpo, de la mente y del espíritu. Por ejemplo: la nota do, está relacionada con el colon, el cuello, las rodillas y la nariz. La nota re, con los pechos, los órganos reproductores, la lengua, los pies y el perineo. La nota mi, con la cabeza, los ojos, los muslos, la región umbilical y el plexo solar. La nota fa, con los riñones, las glándulas suprarrenales, los hombros, los tobillos, las pantorrillas, el colon y el pecho. La nota sol, con el sistema reproductor, la saliva y el pelo. La nota la, con la base de la columna vertebral (sacro). La nota si, con todo el cuerpo.

A continuación presentamos una serie de preguntas a modo de guía para saber si estamos en problemas en cada vórtice o chakra.

Preguntas del primer vórtice

- ¿Te resulta fácil darte cuenta si puedes confiar en una persona?

- ¿Tienes un grupo de personas que te contiene?

- ¿Puedes pedir ayuda si es necesario, así como también resolver tus asuntos por ti mismo?

- ¿Sientes con frecuencia que el mundo es un lugar poco tranquilo?

- ¿Te sientes temeroso e indefenso con frecuencia?

- ¿Te falta capacidad de adaptación a nuevas situaciones?

- ¿Tienes dificultad para aceptar los cambios?

• *Soluciones inmediatas para el primer vórtice*

- Desarrollar la capacidad intuitiva para darte cuenta en quién es posible confiar.

- Aumentar tus redes sociales formando una red de amistades de mayor diversidad.

- Buscar el equilibrio justo entre dependencia e independencia.

- Comenzar a producir cambios conscientemente en tu ambiente más cercano.

- Aprender formas saludables de adaptación a las situaciones nuevas, con el objeto de no caer en la desesperanza ni sentirte indefenso.

Preguntas del segundo vórtice

- ¿Tienes ideas creativas?

- ¿Qué haces con respecto a tus ideas? ¿Las realizas o las niegas?

- ¿Te sientes cómodo en tu vida sexual?

- ¿Te ocupas de honrar los aspectos sexuales en tu vida?

- ¿Has sido víctima de abuso sexual?

- ¿Has abusado sexualmente de otros?

- ¿En qué situaciones eres incapaz de cumplir con tu palabra?

- ¿Influyen las circunstancias externas en tu comportamiento ético?

- ¿En qué forma controlas a los otros? ¿Por medio del sexo, el dinero o los juegos de poder?

- ¿Qué grado de poder tiene el dinero sobre tus decisiones en la vida?

- ¿Eres capaz de violar tus valores personales para obtener seguridad económica?

- *Soluciones inmediatas para el segundo vórtice*

- Mantenerte en equilibrio, donde no seas ni manipulado, ni excesivamente autoafirmado, ni demasiado vulnerable o pasivo.

- Lograr un equilibrio entre el poder y la manipulación.

- Establecer y mantener un límite en las relaciones. Es importante mantener el equilibrio entre dependencia e independencia, y tender hacia la interdependencia.

- Permanecer centrado fuertemente en el desarrollo de la creatividad. Todos los seres humanos tienen características únicas y son capaces de desarrollar algún talento que los haga sentir plenos y valiosos.

- Honrar la propia sexualidad como algo sagrado, en lugar de utilizarla indiscriminadamente para manipular a otros o demostrar la propia potencia.

Preguntas del tercer vórtice

- ¿Qué tan buena es tu autoestima?

- ¿Eres sincero y honesto con los demás?

- ¿Eres crítico con los que te rodean?

- ¿Eres capaz de aceptar tus errores con facilidad?

- ¿Aceptas las observaciones que te hacen respecto de ti mismo?

- ¿Necesitas la aprobación constante de los otros?

- ¿Te sientes fuerte en tu interior?

- ¿Te respetas a ti mismo?

- ¿Eres capaz de tomar compromisos personales?

- ¿Sueles culpar a otros por tus problemas?

- ¿Estableces relaciones para conseguir aprobación del grupo?

- ¿Sientes temor al tomar responsabilidades?

- ## *Soluciones inmediatas para el tercer vórtice*

  - Confeccionar una lista de tus puntos débiles. Empieza por ponerlos bien a la vista para poder superarlos.

  - Hacer una lista de tus valores personales. Es conveniente que tomes conciencia que también tienes cosas buenas.

  - Fortalece tu deseo de cambiar tu vida. Sentirse bien con uno mismo, te compensará por el esfuerzo que realices.

  - Comienza por tomar pequeñas responsabilidades y comprobarás que equivocarse es natural y que puedes perdonarte los errores.

Preguntas del cuarto vórtice

- ¿Qué heridas emocionales necesitas perdonar?

- ¿Qué relaciones aún no has podido perdonar?

- ¿Crees que estás utilizando tus heridas emocionales para controlar a otros? Si así fuera, ¿podrías hacer una descripción de la forma en que lo realizas?

- ¿Qué situaciones o personas te han controlado desde tus heridas? Realiza una lista.

- ¿Estás dispuesto a dejarte controlar por las heridas de los otros?

- ¿Cómo crees que podrás frenar los intentos de controí desde las heridas que otros realizan contigo?

- ¿Cuáles son aquellos temores que te impiden tener una salud emocional completa?

- ¿Crees estar sano emocionalmente y tener capacidad verdadera para las relaciones de total intimidad?

- ¿Qué significa el perdón para ti?

- *Soluciones inmediatas para el cuarto vórtice*

  - Prepara una lista de las personas que necesitarías perdonar y responde qué te ha impedido perdonar a estas personas.

  - Confecciona una lista de personas que hayas lastimado emocionalmente. ¿Qué crees que podrías hacer para que esas personas puedan perdonarte?

  - Reflexiona sobre los límites de una relación saludable.

  - Prepara una lista de las relaciones saludables que mantienes.

  - Reflexiona acerca de si encuentras difícil amar a las personas.

Preguntas del quinto vórtice

- ¿Sientes que puedes expresar la totalidad de tu potencia sentimental?

- ¿Qué significado tiene el poder de la voluntad?

- ¿Te expresas con honestidad frecuentemente?

- ¿Tienes fe en ti mismo o en algo superior?

- ¿Puedes confiar en el proceso de la vida sin tratar de controlarlo?

- ¿Ejerces tu voluntad en las situaciones importantes de tu vida?

- ## *Soluciones inmediatas para el quinto vórtice*

  - Confecciona una lista de personas que controlan tu voluntad.

  - Realiza un listado de personas a las que tú controlas y de los motivos de esa actitud que tomas.

  - Prepara una lista de situaciones en las que pierdes el control de tu propia voluntad.

Preguntas del sexto vórtice

- ¿Abundas en excusas por tus comportamientos negativos?

- ¿Sueles elaborar juicios severos respecto de las personas que te rodean?

- ¿Reaccionas en forma emocionalmente negativa aun sabiendo que no tienes la razón?

- ¿Te sientes atrapado en patrones de conducta que te quitan tu poder personal o te hacen sentir "víctima"?

- *Soluciones inmediatas para el sexto vórtice*

  - Decir siempre la verdad.

  - Desarrolla la máxima habilidad intelectual.

  - Cultiva sentimientos de aceptación en ti mismo.

  - Ábrete y permite la entrada de las ideas de otros.

  - Desarrolla la habilidad para aprender de tus propias experiencias.

  - Cultiva tu inteligencia emocional.

  - Desarrolla la capacidad de autoevaluación.

Preguntas del séptimo vórtice

  - ¿Intentas huir permanentemente del dolor emocional?

  - ¿En qué medida sientes que la vida es injusta y te debe una explicación?

  - ¿Dedicas tiempo a contemplar los aspectos buenos en tu vida?

  - ¿En qué medida te encuentras expectante de soluciones mágicas?

  - ¿Transitas algún sendero espiritual?

  - ¿Te ocupas de algo más que tu seguridad material y tus placeres básicos?

• *Soluciones inmediatas para el séptimo vórtice*

- Habilidad para confiar en el proceso de la vida.

- Prácticas de vida acorde con valores, ética y coraje.

- Humanitarismo y solidaridad.

- Habilidad para ver el esquema total universal.

- Fe e inspiración.

- Aceptación del pasaje evolutivo denominado "la noche oscura del alma".

- Espiritualidad concreta.

CUENCOS Y CAMPANAS TIBETANOS

Al comienzo del capítulo señalamos que su origen lo encontramos en los monasterios del Tibet. La aplicación es la habitual para lograr los estados meditativos profundos, el equilibrio de los hemisferios cerebrales y de polaridad de dichos hemisferios.

Previamente, diremos que los hemisferios cerebrales son dos: derecho, que es no verbal, maneja el lado izquierdo del cuerpo; y el izquierdo, verbal, que organiza el lado derecho del cuerpo. El hemisferio derecho piensa, recuerda, define a través de imágenes. El izquierdo utiliza palabras para nombrar y definir.

A continuación detallamos algunas características de los hemisferios cerebrales. El hemisferio izquierdo es controlador, abstracto, lógico, numérico, textual, literal, analítico, temporal, disciplinado, simbólico, reglamentario, objetivo, lineal, regulador, normativo, ordenado, secuencial, comprensivo de causa-efecto, jerárquico y recuerda datos como nombres, hechos, días, fechas, secuencias complejas, etc. El hemisferio derecho es sintético, concreto, analógico, espacial, apasionado, imaginativo, novedoso, holístico, musical, intuitivo, visionario, idealista, ilimitado, metafórico, emocional, espontáneo, orientado a los olores y los colores, induce a la creatividad y es expresivo.

Los monjes tibetanos también aplicaban el uso de los cuencos para mantener la salud física. Para ello, aplicaban sonidos llamados "guturales" que llegaban hasta el nivel celular. Debido a estas prácticas antiguas, y por las prácticas e investigaciones actuales planteadas anteriormente para la oncología, a la terapia de sonido o vibracional también se la denomina celular.

Es importante aclarar que el sonido tiene que ver con la limpieza y la expansión de nuestra aura. El aura humana es la energía que emana de nuestro cuerpo y que refleja nuestra forma de pensar, de sentir y las conductas de nuestra vida cotidiana. "Aura" proviene del griego que quiere decir 'brisa, aire'. Esa brisa es nuestra energía.

La importancia del sonido de los cuencos tibetanos está basada en la capacidad para armonizar la energía de nuestros hemisferios cerebrales y de los chakras. Ya hemos explicado que la vibración entra en resonancia con nuestras células del organismo. Este tipo de sonido permite que las células alcancen el estado *Alfa*.

Los cuencos y las campanas tibetanos suenan con la aplicación de un pequeño golpe y frotación de una madera llamada baqueta que puede estar forrada en cuero para obtener diferentes efectos sonoros. Las baquetas son frotadas por el borde externo del cuenco sin levantarlas, hacia la derecha (en el sentido de las agujas del reloj) o hacia la izquierda.

Existen distintos tamaños de cuencos y campanas tibetanos. De cada uno se puede extraer sonidos diferentes que se aplican para la estimulación de cada chakra.

Al hacer sonar el cuenco con la baqueta durante mucho tiempo, se puede llegar a un estado de trance profundo y, por lo tanto, adquirir un estado hipnótico propicio para trabajar la problemática que se requiere.

Las propiedades vibracionales del sonido del cuenco están dadas por dos tipos de sonidos posibles: uno ascendente y otro circular, expansivo.

El sonido puede lograrse frotando la baqueta en el sentido de las agujas del reloj, si queremos activar la energía, expandirla, pidiendo ayuda a los planos superiores de conciencia y ampliando nuestra intuición y nuestra percepción interna. De esta forma, estaremos armonizando nuestro séptimo chakra, nos referimos al aura que la ubicamos por fuera del cuerpo, por fuera de la coronilla. Así logramos un sonido expansivo. Cuando el sonido del cuenco o campana lo obtenemos frotando la baqueta en el sentido opuesto a las agujas del reloj, logramos atraer la energía hacia adentro y, de esta forma, concentración.

Los cuencos actúan sobre los chakras, como vimos en el párrafo anterior. Por ejemplo, la acumulación de energía y el impedimento de su fluidez en el primer y segundo chakra (base de la columna, en el perineo, y en la zona del coxis) puede presentarse a raíz de problemas con la sexualidad, transtornos intestinales, bloqueos emocionales y afectivos como fobias, miedos, apego, etc.

Cuando la dificultad aparece en el área que corresponde al tercer chakra (distancia desde el ombligo a la boca del estómago), puede deberse a úlceras, problemas vesiculares, muy baja autoestima, etc.

Si el inconveniente se presenta en la zona del cuarto chakra (centro del pecho), entonces podemos estar ante problemas cardíacos, circulatorios, respiratorios, baja autoestima, entre otros.

Si la problemática se sitúa en el quinto chakra (zona de la garganta), puede surgir a causa de dificultades para la comunicación, como se dice vulgarmente "se traga todo" para referirse a la persona que no puede expresar lo que siente; además de tener dolores en la zona, en los oídos, etc.

Por último, cuando la situación se da en el sexto chakra (área del entrecejo), entonces puede tratarse de desequilibrios en los oídos, en los ojos, puede sufrir de vértigo, sinusitis. Y a nivel emocional y/o mental, se puede tratar de fobia a la oscuridad, negación de sus facultades intelectuales, falta de memoria, etc.

El sonido que producen los cuencos "sobrevuela" la zona del chakra afectado. Aquí proponemos una serie de ejercicios de sonido. Quienes están sufriendo alguna de las manifestaciones de la Ansiedad Generalizada pueden practicarlos ante una crisis u otra situación.

Ejercicios

Cuando las personas que padecen desequilibrios de este tipo no tienen a mano los cuencos o las campanas tibetanos, pueden acudir a la terapia de sonido natural o de sonido de la naturaleza.

Es sabido que la música de la naturaleza afecta a las emociones. Ya hemos planteado que el hemisferio derecho del cerebro es el encargado de percibir los sonidos y los aromas de la naturaleza. Pero, debido a nuestra cultura occidental, el hemisferio izquierdo es el que se encuentra más desarrollado y, en cambio, al derecho hay que estimularlo. Para ello, entonces, proponemos escuchar los sonidos de la naturaleza.

Aprecia el sonido del canto de los pájaros, el zumbido de los insectos, el sonido que producen las hojas de los árboles, arbustos o plantas debido al viento. Aprecia el ladrido de los perros. Disfruta del sonido del agua de esa fuente, arroyo, río, mar. Si tienes bloqueos emocionales y físicos, imagina que el agua va a producir una limpieza sobre tus afecciones, por lo tanto, cierra los ojos, escucha atentamente el sonido del agua, imagina la limpieza que le estás haciendo a tu cuerpo, tu mente y tu espíritu. El sonido del agua serena el ataque de pánico, vuelve el ritmo cardíaco a su nivel normal, regula la respiración, tranquiliza en forma general.

En distintas experiencias con pacientes, he prescripto determinados ejercicios. Por ejemplo, tuve una llamada de urgencia de una joven que se encontraba bajo los efectos del ataque de pánico, me pidió que la ayudara porque no quería tomar ningún psicofármaco debido a que ya estaba harta de consumir drogas. Entonces le indiqué que tratara de caminar dos cuadras, que si no podía le pidiera a su novio (quien se encontraba a su lado) que la acompañara hasta la plaza de su barrio que tenía una fuente y que se quedara frente a ella, con los ojos cerrados, escuchando, muy concentrada, el sonido del agua. Estuvo quince minutos frente a la fuente y se disiparon todos los síntomas que tenía (no podía respirar, taquicardia, angustia).

Si se tienen cuencos, además de poder aplicarlos en una sesión, se pueden utilizar si se realiza hipnosis. La combinación es muy buena ya que el sonido del cuenco facilita la relajación y la entrada en trance hipnótico.

Capítulo 5
Estimulación cerebral lumínica y sonora

Hemos hablado sobre la energía, del equilibrio celular y de los hemisferios cerebrales en capítulos anteriores, ahora diremos que así como el sonido es energía y transmite ondas, la luz también realiza su proceso energético a través de ondas. Las ondas de luz y de sonido son elementos básicos para el equilibrio celular, para prevenir trastornos de bipolaridad cerebral. La luz y el sonido reestablecen el equilibrio energético.

Existen equipos electrónicos que se conocen con el nombre de Megabrain. El equipo emite un sonido, a través de auriculares y luces de colores (por ejemplo: rojo, amarillo y verde) por pequeños focos colocados en un par de anteojos. Las ondas sonoras y lumínicas son transmitidas en distintas frecuencias. Unas van más pausadas, otras más rápido. Los programas de esos equipos funcionan en frecuencias *alfa*, *beta*, *delta*, *tetha* y resonancia *Schumann*. El uso de la frecuencia estará determinado por el estado en que la persona se encuentre. La finalidad será, por ejemplo, rectificar con frecuencias altas los estados depresivos y con frecuencias bajas las situaciones de estrés.

Es importante aclarar que esta técnica también resulta antigua. Hoy en día, resulta imposible trasladar a las viviendas urbanas los beneficios de la jungla, o del monte, la montaña, el mar, etc.; entonces se fabrican estos equipos electrónicos que suplen la falta. El origen de esta técnica es tribal. La luz de los rayos del sol es suministrada al sufriente y regulada por medio del movimiento de las ramas con hojas de los árboles. El sonido aparece representado por los tambores e instrumentos tribales.

Las energías que se muestran en los seres humanos y, por ende, aquéllas a las que se trata de armonizar para un mejor estado general de la persona, se equilibran a través de lo que algunos teóricos han denominado "los cuatro cuerpos". Un cuerpo llamado planetario, que responde a lo físico y a lo químico. Un cuerpo astral, relacionado con lo emocional. Otro mental, que tiene que ver con lo intelectual y lo espiritual. Y otro causal, relacionado con la intuición. Precisamente, la estimulación cerebral con el equipo, equilibrará las energías en estos cuatro cuerpos teniendo en cuenta la aplicación, o no, y el tiempo de exposición de cada una de las frecuencias que presenta el equipo (*alfa*, *beta*, *delta*, *tetha* y resonancia *Schumann*).

A continuación ofrecemos algunos ejercicios para el empleo doméstico de la terapia de estimulación cerebral lumínica y sonora. Se pueden poner en práctica en caso de encontrarse bajo los efectos de la Ansiedad Generalizada.

Ejercicios

Así como vimos que el origen de la técnica del Megabrain era una práctica chamánica, tribal, pero trasladada a los efectos de un equipo electrónico, cuando no se cuenta con uno, se debe buscar lo más parecido dentro de nuestras posibilidades; aunque siempre será aquello que esté ligado a la naturaleza. Entonces, no estará mal tratar de procurarse una sesión de sol, sombra, tintineo, producido por el movimiento de una rama, ya sea por el viento o *ex profeso* por otra persona. En este caso, para lograr el sonido, podrá utilizarse un disco de mantras que son oraciones indúes. Si se contase con sesiones de tambores rituales sería mejor. También sirve para estos casos escuchar grabaciones con base de sonido de cuencos tibetanos y acompañados por melodías de flautas. Realizar este ejercicio permite equilibrar la energía y bajar el estrés o la crisis de pánico.

Cuando recomendamos la de terapia de sonido, estamos reconociendo que el sonido es curativo. Otro ejercicio sería escuchar caer agua, si bien parece tan sencillo, significa poder escuchar sonidos de la naturaleza.

Otra posibilidad es sentarse cruzando las piernas como se hace en yoga, cerrar los ojos, concentrarse en una relajación y escuchar cómo cae el agua en una fuente, cascada o sólamente el chorro de agua de la canilla.

Capítulo 6
Aromaterapia

La estimulación energética a través del sistema respiratorio es otra de las técnicas más antiguas que existen. Podríamos decir que es de la prehistoria, ya que antes de la ciencia, de la religión y de la palabra misma, el ser humano utilizaba el fuego con varios fines: para protegerse de las fieras, para conseguir calor, para cocinar los alimentos, para producir luz, para emitir señales, etc. Así es que aparecen los aromas. Estos aromas despiertan sensaciones y emociones; muchos producen excitación o relajación en las personas, según la fragancia.

Tengamos en cuenta que existen distintas herramientas para el empleo de la aromaterapia, una de ellas son las que se llaman "de quemar". A esta categoría pertenecen los sahumerios, carbones y polvillos. Otras son las que se aplican utilizando "aceites esenciales". Estos son aceites que se extraen de las flores y plantas, también se utilizan como aromatizadores ambientales, como esencias para el cuerpo y para llevar con nosotros. Para todas las categorías, resulta fundamental el empleo de productos de buena calidad, ya que la efectividad de la aromaterapia estará garantizada, o no, según la calidad del producto.

Hay diferentes formas de uso de los aceites esenciales. Por ejemplo, las aromatizaciones ambientales: se utiliza el hornillo, recipiente de cerámica en el que se vierte proporcionalmente el aceite en agua, y tiene otro sector en el que se enciende una vela, que a través del calor coloca a la sustancia en la temperatura necesaria para que su aroma se esparza y provoque el efecto deseado. Otro sistema es el de anillos aromáticos de cerámica. En su interior se coloca el aceite esencial diluido en agua y se colocan alrededor de las lámparas de luz en el portalámparas. El calor de la lámpara provoca el efecto deseado.

Un sistema diferente es el de las almohadillas perfumadas. Son almohadillas que en su interior tienen hierbas orgánicas y cuando la persona apoya su cabeza emite un calor que produce que se activen los aromas de las ramas de hierba que hay en su interior. Un efecto similar lo produce el popurrí. Son hojas y pétalos de flores secas, que se colocan en recipientes, se les agrega unas gotitas del aceite esencial, el que se quiere emplear, se remueven agitando un poco el recipiente y, de esta forma, los aromas comienzan a expandirse por el ambiente, logrando el efecto buscado.

Así como existe esta variedad para lo que se llama aromatizaciones ambientales, también tienen variedad los usos de lo que podemos llamar aceites para el cuerpo. Por un lado, algunos se usan para masajes o frotación, y por otro lado, los que son de inmersión. Los primeros, son aceites esenciales reducidos en aceites vehiculares, neutros, que permiten que se rebajen los esenciales, ya que los mismos no son aptos para el roce con la piel en forma directa. Estos otros aceites (de trigo, de lino, etc.) son ideales como vehículo o transporte de los esenciales. Así tenemos un ungüento para la piel. Otra opción son talcos o polvos para la piel, jabones líquidos y sales de baño. O también podemos aplicar determinadas gotas del aceite esencial en el agua donde nos daremos un baño de inmersión. Y por último, hay aromas para llevar con nosotros, que estarían representados por: papelería perfumada, pañuelos perfumados, tinta aromatizada o perfumeros personales.

A partir de aquí daremos indicaciones para el empleo del aroma como otro aporte terapéutico que integra esta rutina holística para el tratamiento de la Ansiedad Generalizada. Según el cuadro, el estado o situación en la que se encuentra la persona, será un aroma el que colocará su granito de arena para la cura.

- El aceite esencial de azahar es propicio como antidepresivo, confortante, ansiolítico y antiespasmódico. Por ejemplo, puede ser usado cuando la persona se siente deprimida o cuando está en situación de examen. También se lo aplica en casos de estrés, de situación de *shock*. Sirve además para disminuir el estado de ansiedad. Brinda fuerza interior en situaciones de extrema presión. Aplicación: prepara compresas para reconfortar la piel. También es utilizado en cremas, cosméticos y perfume. Empléealo diluido en aceite vehicular para no irritar la piel. No es aconsejable utilizarlo durante el embarazo.

- Ante una crisis de nervios producto de una situación fobígena, o de ataque de pánico, o de alto grado de estrés, el aceite esencial de anís es muy propicio. Funciona como sedante, digestivo, ansiolítico, relajante, colagogo y sudorífico. Crea seguridad emocional. Una buena aplicación se hace con baños de inmersión, compresas y en hornillos. Es importante usarlo diluido. No debe emplearse en niños ni durante el embarazo.

- Como antidepresivo, digestivo, estimulante, tónico y antiséptico, otro aceite esencial adecuado es el de albahaca. La aplicación se hace a través de baños de inmersión. En este caso, cinco gotas puras sirven contra la picadura de abejas o síntomas menopáusicos. Utilizarlo en compresas, como descongestivo. También pueden aplicarse pocas gotas puras en el piso y sirve como desinfectante. En hornillo, purifica el ambiente. Enjuagues bucales contra el mal aliento. Utilizarlo diluido. No emplear en niños ni durante el embarazo.

- Para los casos de estrés, pánico, fobias y depresiones, otro aceite antidepresivo es el de bergamota. Ayuda a disipar la ansiedad, es antianoréxico, antidepresivo, febrífugo, bactericida y desinfectante. Tiene como cualidad devolver la confianza. Se aplica en cosmética, a través de perfumes, jabones, sales, espumas, loción para después de afeitar. Como aromatizador en comidas, tortas, té e infusiones. Utilizarlo diluido. No emplear en piel sensible ni durante una exposición solar.

- Durante un ataque de pánico, puede aparecer como síntoma la dificultad para respirar. Para calmarlo un aceite esencial indicado es el de canela. Además, regula los trastornos circulatorios, indigestión, apatía sexual, espasmos, mordedura de víbora. Se puede aplicar por medio de baños de inmersión, en pañuelos, en hornillo. También se usa como antiséptico contra la gripe y resfríos. Utilizar pocas gotas en cajones y en ropa para alejar polillas. No usar durante el embarazo.

- Otro aceite esencial, que es muy bueno para problemas respiratorios, es el aceite de incienso. Además, tiene cualidades sudoríficas, antisépticas, coagulante y es purificador. Sirve para síntomas como hemorragias, enfermedades cutáneas, bronquitis, catarros, tratamiento de uñas, y por su puesto para meditación, relajación, visualización, hipnosis, etc. Su aplicación puede ser en hornillos, sahumerios, loción sobre la piel y como compresas. Recordar que todos los aceites esenciales que se utilizan sobre la piel deben ser rebajados en aceite vehicular.

- La Fatiga crónica produce un entumecimiento, una tensión generalizada que, además de los ejercicios que planteamos, se puede ayudar a superar con el aceite esencial de jazmín. Tiene como cualidades ser estimulante cerebral apto para ambientes de estudio y de trabajo que requieren concentración. Eleva la autoestima. Es afrodisíaco, orienta la fuerza creativa. Sirve para la baja autoestima, las fobias y el ataque de pánico. Se aplica a través de baños de inmersión aliviando trastornos uterinos y favoreciendo la piel seca. También en hornillo o en sahumerios.

- Para toda la sintomatología de la Ansiedad Generalizada, el aceite esencial de lavanda es sumamente recomendable. Tiene facultades sedantes, relajantes, es antiséptico, ansiolítico, desinflamante, fungicida y antipolilla. Para el estrés, el estado de tensión, la tristeza, ansiedad, insomnio, cansancio. Se aplica en hornillo, sahumerio, loción, masajes, espumas, sales para inmersión, cremas, gotas en la ropa de cama y en la almohada.

- Por último, sugerimos el aceite esencial de *lemongrass*. Es estimulante, depurativo, energético, desodorante, antiséptico, bactericida, refrescante, diurético y circulatorio. Es ideal para los estados de abulia y de falta de iniciativas.

A continuación, daremos a conocer algunas "recetas de aromaterapia". Se trata de la combinación de aceites esenciales con otros productos. Pueden aplicarse a todos los cuadros de Ansiedad Generalizada dadas las propiedades de los productos, su combinación y su aplicación.

Recetas

• *Para la Ansiedad*

En hornillo: cinco gotas de melisa, cinco gotas de albahaca y cinco gotas de limón.

En baño de inmersión: después de llenar la bañera se vierten en un recipiente diez gotas de aceite esencial de melisa, tres cucharadas de crema, leche o miel, se mezcla y se vuelca en la bañera. Adicionar cinco gotas de aceite esencial de lavanda y cinco gotas de aceite esencial de *petitgrain*.

• *Para la Depresión*

En hornillo: de cinco a siete gotas de sándalo y la misma cantidad de lavanda.

En baño de inmersión: después de llenar la bañera se vierten en un recipiente diez gotas de aceite esencial de jazmín, tres cucharadas de crema, leche o miel, se mezcla y se coloca en la bañera. Agregar cinco gotas de aceite esencial de *ylang-ylang* y cinco gotas de aceite esencial de jazmín.

- ## *Para la Fibromialgia o Fatiga crónica*

En hornillo: cinco gotas de albahaca, la misma cantidad de limón y melisa.

- ## *Para Ansiedad con insomnio*

En hornillo: cinco gotas de lavanda y cinco a siete gotas de sándalo.

- ## *Para Ansiedad en la menopausia*

En hornillo: cinco gotas de salvia y cinco gotas de melisa, o bien salvia y melisa alternadas.

- ## *Para los casos de Ansiedad por estrés*

En hornillo: cinco gotas de lavanda y cinco gotas de sándalo.

- ## *Para los casos de Ansiedad con palpitaciones*

En hornillo: cinco gotas de neroli (*citrus arantium*).

Podríamos detallar una serie más amplia de aromas que ayudan a la problemática, pero consideramos que la ofrecida es suficientemente abarcativa como para ayudar a revertir el cuadro clínico de la Ansiedad Generalizada.

Capítulo 7
Respiración

La respiración es una de las funciones involuntarias del organismo. Al respirar intercambiamos oxígeno. La forma en que ese oxígeno llega a la sangre, al cerebro, al cuerpo en general, nos permite obtener una calidad determinada de salud. La cuestión es regular el equilibrio entre el oxígeno y el anhídrido carbónico. La mezcla de estos elementos, a través de los alimentos, produce energía y calor. La respiración es necesaria, además, como proceso de desintoxicación. Hay dos clases de respiración: externa, que es el intercambio de aquellos elementos en los pulmones; y la interna, que se da entre las células y los tejidos, a través del torrente sanguíneo.

La forma adecuada para respirar es inhalar por la nariz, manteniendo la boca cerrada y exhalar por la boca. Pero lo más importante se juega en la exhalación: esta debe ser completa.

Cuando la persona está afectada por Ansiedad Generalizada, ya sea con un cuadro de ataque de pánico, fobia o estrés, tiene dificultades para respirar o la respiración es corta. Por eso, es importante producir una hiperventilación. Con la respiración corta, el anhídrido carbónico comienza a reemplazar al oxígeno produciendo alteraciones generalizadas en el organismo (mareos, vómitos, agitación, sudoración, taquicardia, etc.). La hiperventilación regula esa mezcla para armonizar nuevamente la energía de la persona.

Lamentablemente, no respiramos en forma correcta. Y esto no significa simplemente que no lo hacemos por la nariz y por la boca, según se trate de inhalar o de exhalar el aire. Ocurre que, muchas veces, no nos damos cuenta y estamos respirando desde la garganta y fuertemente. Al contrario, hay que hacerlo suave y desde el abdomen. A veces, nos acostamos y nos damos cuenta de que no podemos respirar correctamente, porque sentimos que no nos llega el suficiente aire al abdomen. Es importante en ese momento colocar los pies lo más alto posible y veremos cómo todo se concentra en el abdomen. Una de las técnicas que luego explicaremos se conoce como "respirar conscientemente".

La mirada holística sobre el cuerpo implica una mirada unificadora, no fragmentaria. Precisamente, la holística está en consonancia con las tendencias más avanzadas de la física moderna, como la termodinámica o la cibernética. Desde la mirada holística del cuerpo podemos pensar en la respiración como una vía de transformación espiritual. Una transformación energética a partir de tener una mirada total del cuerpo, y no fragmentaria. Pensar en los órganos (en la fragmentación) es enfermarse. Existe una predisposición, psíquica y espiritual, a enfermarnos cuando insistimos en el incorrecto funcionamiento del órgano como un ser autónomo, que hace dúo con el resto del cuerpo. Lo vemos autónomo. Tiene vida propia. Sus células funcionan a su ritmo y tiempo, casi como el cáncer. Desde la perspectiva holística, la zona existe con el todo y, desde allí, se completa y existe. La respiración es una vía regia para la práctica de la mirada que aquí desarrollamos.

La respiración posee claro influjo sobre nuestro psiquismo. Cuando hablamos de estimulación cerebral o mental, en el capítulo anterior, lo hicimos desde un equipo, a través de la luz y el sonido. Si en este capítulo también hablamos de regulación de las ondas cerebrales y de la armonización de la energía en los hemisferios, lo hacemos desde la respiración.

La técnica de *Rebirthing* (renacimiento) es una de las más actuales de respiración. Quien descubrió esta técnica es Leonard Orr durante la década del 70. Lo más rescatable de ésta es aprender a respirar, además del aire, la energía. Otro elemento de la técnica, y de allí su nombre, tiene que ver con recordar y volver a experimentar el nacimiento, transformar la impresión de dolor primal grabada en el inconsciente, a una de placer, seguridad y confianza.

La técnica del *Rebirthing* tiene que ver con un trabajo de limpieza espiritual a tavés de los cuatro elementos (aire, agua, tierra y fuego) y con el desarrollo del pensamiento creativo. La aplicación de la técnica a través de los cuatro elementos consiste en poder conectarnos en una transformación desde la respiración, a través del aire. Por otro lado, realizar ejercicios dentro del agua, recordando nuestro estado fetal en el útero. La purificación con el elemento tierra, la logramos con el cuidado de nuestro cuerpo físico (a través de ejercicios y de una dieta equilibrada) y con la resolución de nuestros conflictos relacionales. En cuanto a la purificación por medio del elemento fuego, implica intentar limpiar nuestro campo energético: estar junto al fuego aplicando autohipnosis mediante la observación fija, permitiendo que se produzca un cambio a nivel emocional.

Más abajo explicamos dos ejercicios de respiración para contrarrestar los efectos de la Ansiedad según sus manifestaciones. Ciertamente, uno de los síntomas físicos que aparece cuando se presenta el estrés es la sensación de ahogo. Precisamente, la respiración es una de las funciones fisiológicas que más rápido afecta el estrés. En los momentos de mucha tensión, sentimos que nos cuesta respirar, que respiramos menos.

Ejercicios

Este ejercicio es recomendable hacerlo varias veces al día, sólo lleva unos minutos. Nos enseña a manejar nuestra respiración en momentos de estrés. Nos enseña a confiar en el proceso respiratorio. Nos enseña a solar, desinflarnos, a dejar ir a la tensión acumulada:

- Tomamos una inhalación profunda por la nariz, inflamos el pecho.

- Retenemos el aire entre cinco y diez segundos.

- Soltamos el aire por la boca, de golpe, vaciando los pulmones hasta donde sea posible, sin forzar.

- Permanecemos con los pulmones vacíos entre cinco y diez segundos.

- Volvemos a inhalar profundamente por la nariz, y comenzamos el ciclo una vez más.

- El ejercicio dura unos breves minutos y puede ser realizado en cualquier parte y posición.

• *Otro ejercicio de respiración*

En una silla, con la espalda muy recta, respira tranquilamente. Observa cómo es tu respiración: agitada o serena, corta o profunda, regular o irregular... Cierra los ojos y concéntrate en el recorrido del aire en tu interior: cómo entra y cómo lo expulsas. Haz que tu respiración sea cada vez más profunda. Respira tres veces llenando de aire el abdomen y el pecho. Expulsa el aire cada vez, muy despacio. Por último, abre los ojos y mueve los hombros en círculos, hacia atrás.

Capítulo 8
Meditación y relajación

LOS BENEFICIOS DE LA MEDITACIÓN

La meditación es la apertura a la adquisición de la percepción de un estado superior de conciencia. La práctica de la meditación logra la modificación fisiológica que producen las tensiones del estrés, por ejemplo. A través de la meditación podemos conocernos más, producir calma, alcanzar un grado importante de desapego.

La percepción se encuentra en el hemisferio cerebral derecho; cuando un estímulo la activa, esa zona del cerebro también recibe el estímulo.

La meditación aparece cuando se encuentra el momento para no hacer nada, para no pensar en nada, para no concentrarse en nada y, simplemente, uno "es". Allí aparece la meditación.

Meditar es una forma de vida. Uno puede hacer cosas, pero hacerlas desde la meditación. Todas las acciones pueden verse desde la meditación y se pueden tener en cuenta desde allí.

Meditar es expandir la conciencia. Es tomar conciencia de lo que se quiere o precisa. Es una forma de acceder a un mayor conocimiento de uno mismo y de nuestro entorno para revisar qué nos pasa. Muchas veces nuestra mente nos "parlotea" por cuestiones que nos obsesionan, de manera machacadora, superyoica, es decir, desde pesados juicios y condenas previas.

Meditar es sentir un alivio, un estado de recuperación de la paz interior.

Existió un gran maestro de la meditación que fue Osho. Él proponía realizar las cosas que nos molestan, o que nos queremos sacar de encima, desde la meditación. Transformar aquello que podía ser una adicción en una meditación. Osho decía que el secreto estaba en "desautomatizarse" con esa determinada conducta. Precisamente, se trataba de hacer lo más consciente posible esa conducta.

Jacques Lacan, quien continuó la obra de Freud, decía que los avances de la técnica y de la ciencia iban a provocar que nos llenemos de *gadgets* que quiere decir "artilugios o adminículos inútiles". Se refería a que nos íbamos a volver dependientes de esos objetos. Claramente, es lo que hoy nos sucede con la dependencia del último modelo de teléfono celular, auto, lapicera, PC, etc. El hecho de volvernos dependientes, nos provoca angustia por la pérdida de los mismos o por la frustración de no poder alcanzarlos. Justamente, la meditación sirve para poder cortar esos lazos de dependencia, poder desamarrarnos de los objetos, incluso de los vínculos personales, que crean relaciones de dependencia. La meditación ayuda mucho a poder desapegarnos de lo que nos tuvo dependientes.

La práctica de la meditación es diversa. Podemos hacerla a partir de ejercicios basados en la respiración, en el control mental, en visualizaciones creativas. Las posturas pueden ser: sentados con respaldo o sin él, acostados, etc. Lo importante es que cada persona busque su posición y los elementos (sillón, silla, almohadón, etc.) más cómodos para realizar la meditación.

A continuación detallamos una serie de métodos para la meditación y clasificamos su uso en función de la sintomatología de la Ansiedad Generalizada.

Es importante tener algunos elementos en cuenta para el momento previo a realizar una meditación. Si bien cualquier lugar puede ser propicio, si es tranquilo, si nadie nos molesta y la temperatura del lugar es agradable, mejor. No nos olvidemos de que, si bien se intenta construir un espacio interior agradable, el lugar exterior no debiera ser tan contrastante.

No existe una vestimenta especial, pero si es de género natural con poco o nada de sintético, mejor. Telas como algodón, lino, seda, son ideales. La ropa debe ser cómoda, no debe ajustarse al cuerpo sino más bien debe quedar holgada.

Ya hemos hablado de los aromas, para la meditación un aroma a lavanda será muy relajante ya que tiene amplias capacidades antiestrés. Puede utilizarse en forma de varas de sahumerios, sahumerios en polvo, piedras o conos o de aceites esenciales que se utilizan en hornillos.

Con respecto a la alimentación, se aconseja no ingerir alimentos al momento de meditar, dado que la digestión tiende a provocar cansancio, sueño, y a sentir el cuerpo demasiado pesado.

El momento adecuado del día puede ser cualquiera. En cuanto a la duración de la meditación, también. Si está bien realizada, diez minutos pueden ser suficientes. Si durase una hora, también sería suficiente si se hizo correctamente.

La posición del cuerpo es la que mejor se encuentre. Lo importante es no sentir dolor con la posición que se adopte. Muchas personas prefieren estar acostadas, otras en un cómodo sillón, otras sentadas con las piernas cruzadas (posición de loto).

Sabemos que tanto los métodos para meditación como los de relajación provienen de otra cultura muy diferente a la nuestra, a la occidental. Pero es importante, para que realmente funcione en nosotros como proceso de transformación, sanación, curación, o superación de nuestros conflictos, que adoptemos ciertos valores que seguramente no nos resultarán muy sencillos, o nos parecerán lejanos a nosotros. En la medida que tomemos conciencia clara y decisión profunda de que nos podemos servir de esos valores e incorporarlos, lograremos la recuperación de nuestra salud física, mental y espiritual o energética.

Un valor importante (y esto ya es bueno para bajar el *quantum* de ansiedad) es "no buscar resultados". Otro elemento o valor importante es "ser paciente". Nuestra cultura occidental está sostenida desde la impaciencia. Vivimos en una vorágine, no nos permitimos ni un espacio vacío. La angustia del vacío, del silencio, de la no respuesta, es difícil de controlar dado que esos elementos integran valores negativos. Para la cultura no occidental, los silencios, los vacíos, las no acciones, son muy valoradas. Cuando en oriente se piensa en salud, se piensa en estos valores. El vacío, el silencio, implica reflexión, análisis, dejar que aquello me sorprenda, posibilidad, creatividad, receptividad, apertura, tolerancia. Otro valor importante es el jugar. Facultad que después de niño, en occidente se pierde, es mal vista, se castiga, se reprime.

Algunos tipos específicos de meditación:

• Meditación Dinámica

Este tipo de meditación la practicaba Osho. Dura una hora y tiene cinco tiempos. Es buena para aplicarla en los cuadros de ataque de pánico, fobias y depresiones.

Primer tiempo: duración diez minutos.

Respira por la nariz, concentrándote siempre en la exhalación. El cuerpo se encargará de la inhalación. Hazlo tan rápida y fuertemente como puedas; y después un poco más fuerte, hasta que literalmente te conviertas en la respiración. Utiliza los movimientos naturales del cuerpo para ayudarte a generar más energía. Siente cómo crece tu energía, pero no te relajes durante la primera etapa.

Segundo tiempo: duración diez minutos.

¡Explota! Deja que salga fuera todo lo que necesite ser sacado. Vuélvete completamente loco. Grita, chilla, llora, salta, vibra, baila, canta, ríe; tírate por ahí. No reprimas nada; mantén todo tu cuerpo moviéndose. Para comenzar, suele ser una ayuda fingir un poco. Nunca permitas que tu mente interfiera en lo que esta ocurriendo. Sé total.

Tercer tiempo: duración diez minutos.

Con los brazos levantados, salta arriba y abajo gritando el mantra: "¡Hu!... ¡Hu!... ¡Hu!...", tan profundamente como te sea posible. Cada vez que caigas, hazlo bajo la planta de tus pies, deja que el sonido golpee en el centro del sexo. Da todo lo que tengas, agótate completamente.

Cuarto tiempo: duración quince minutos.

¡Stop! Congélate donde estés, en cualquier posición que te encuentres. No compongas el cuerpo de ninguna forma. Una tos, un movimiento, cualquier cosa disipará el fluir de la energía y se habrá perdido el esfuerzo. Sé un testigo de todo lo que te está ocurriendo.

Quinto tiempo: duración quince minutos.

Celebra y goza con la música y el baile; expresa tu gratitud hacia el todo. Lleva contigo esta felicidad a lo largo de todo el día.

Si no puedes hacer ruido en el espacio que utilizas para meditar, puedes practicar esta alternativa silenciosa: en el segundo tiempo, en lugar de emitir sonidos, deja que la catarsis se produzca completamente mediante movimientos con el cuerpo, en el tercer tiempo, puedes golpear tu interior en silencio con el sonido "¡Huy!", y el quinto tiempo puede ser un baile expresivo.

• Meditación Kundalini

Tiene cuatro tiempos, en total te llevará una hora. Este tipo de meditación es recomendable para los cuadros de estrés, estrés post-traumático y fibromialgia.

Primer tiempo: duración quince minutos.

Mantente relajado y deja que todo tu cuerpo vibre, sintiendo las energías que se mueven hacia arriba desde tus pies. Abandónate completamente y hazte uno con ese vibrar. Tus ojos pueden estar abiertos o cerrados.

Segundo tiempo: duración quince minutos.

Danza…, de cualquier forma que lo sientas, y deja que todo el cuerpo se mueva como quiera.

Tercer tiempo: duración quince minutos.

Cierra los ojos y permanece inmóvil, sentado o de pie…, observando todo lo que está ocurriendo dentro y fuera de ti.

Cuarto tiempo: duración quince minutos.

Manteniendo los ojos cerrados, túmbate y permanece inmóvil.

• Meditación Nataraj

Esta es otra meditación practicada por Osho. Tiene tres tiempos, con una duración total de sesenta y cinco minutos. Es adecuada para el cuadro de Trastorno Obsesivo Compulsivo (T.O.C.).

Primer tiempo: duración cuarenta minutos.

Con los ojos cerrados, baila como un poseído. Deja que tu inconsciente te posea completamente. No controles tus movimientos ni seas testigo de lo que está ocurriendo. Sólo sé total en el baile.

Segundo tiempo: duración veinte minutos.

Manteniendo los ojos cerrados, túmbate inmediatamente. Permanece en silencio e inmóvil.

Tercer tiempo: duración cinco minutos.

Baila en celebración y disfruta.

LOS SECRETOS DE LA RELAJACIÓN

En cuanto a la relajación diremos que resulta de vital importancia para conservar la salud y la vitalidad. La relajación profunda no es lo mismo que el sueño. En la relajación profunda la persona está en estado de conciencia plena, en cambio, en el sueño el estado es de inconsciencia absoluta; ya que el sueño, como diría Sigmund Freud, es la vía regia del inconsciente. La técnica de visualización se la aplica en la hipnosis.

La relajación es otra práctica antigua que se puede realizar a través de distintas escuelas como Yoga o *Tai Chi*, entre otras. Es importante no dormirnos durante la práctica, aunque es bueno saber que cuando nos acostamos para dormirnos, si nuestro cuerpo está relajado, dormiremos más profundamente.

Vivimos con un ritmo exageradamente alterado. Esto nos provoca, al menos, estrés. Es fundamental poder relajar el cuerpo para no enfermarnos. La relajación puede estar acompañada de masajes corporales. Esto permite un rápido alivio de las tensiones y de los dolores musculares o de cabeza.

Existen ciertas técnicas para la relajación del cuerpo y otras para la relajación de la mente. Plantearemos el uso de las mismas para aliviar los cuadros de Ansiedad Generalizada.

El que sigue es un posible modelo de relajación, también podrá aplicarse en la práctica de la autohipnosis. Es decir, servirá tanto para realizar solamente una relajación profunda como para anexarla a la hipnosis. Recordemos que cuando desarrollamos la hipnosis, señalamos que comenzamos con una relajación suave y profunda, luego la visualización y allí el *script* o texto que se utiliza según el problema y la información que haya que modificar.

Ejercicio de relajación modelo

Para esta práctica es conveniente ayudarse creando un clima propicio. Por ejemplo, encontrar una posición cómoda en un sillón, en un diván, en una cama o en el piso. Es importante no dormirse. Si tiene a mano un sahumerio o un aceite en hornillo con una fragancia lavanda, o alcanfor, o inciencio, también ayudará. Colocar una música para relajación, o *new age*, o un mantra; paralelamente, bajar la entrada de luz natural o artificial, terminará de ademar el clima para un buena relajación. Importa aclarar que la relajación debe seguirse de manera pausada.

"Comenzamos por relajar los músculos de la cabeza, comenzando por el cuero cabelludo. Luego continuamos con la nuca… Relajamos los músculos de la cara: la frente, los párpados pesan… Relajamos los músculos de la boca: el maxilar, la lengua… Relajamos el cuello… Los hombros dejan de estar erguidos, caen, quedan más laxos… La relajación baja por la espalda a la altura de los omóplatos… Se relaja el pecho, se distienden sus nervios y sus músculos. Relajamos los brazos, las manos, los dedos de las manos… Relajamos el abdomen, también aquí se distienden los nervios y los músculos, el abdomen queda más flojo… La relajación baja por la espalda a la altura de los riñones. Relajamos la cintura… Relajamos la cadera… Los glúteos dejan de estar tensos, se aflojan. Relajamos los muslos… Las piernas… Los pies… Los dedos de los pies…Y así, entramos en un estado de relajación profunda. Contando hasta diez, entraré en estado de relajación profunda. Uno… Dos… Tres… Cuatro… La respiración es más lenta… Cinco… El ritmo cardíaco es más pausado… Seis… El tono muscular es más laxo… Siete… La temperatura del cuerpo desciende unos grados… Ocho… Nueve… Diez. Mi estado es de profunda relajación… Profunda relajación…"

Como expresamos al principio del libro, el ser humano es un todo que se compone por cuerpo, mente y espíritu, energía o alma. Creo que lo importante es utilizar los términos con los que uno se encuentra más cómodo y respetar al otro, y ser respetado por él de la misma manera, con igual libertad de expresión.

Ejercicios de relajación del cuerpo

En los momentos en que estamos frente a un cuadro cualquiera del grupo denominado Ansiedad Generalizada, importa poder salir de esa situación de la forma más natural y eficazmente posible. Por lo tanto, no vale la pena discernir si en ese preciso momento en que se está teniendo un ataque de pánico, por ejemplo, es imprescindible comenzar por una relajación, por una meditación, una sesión de armonización de luz y sonido, una autohipnosis, etc. Es fundamental pensar en alguna técnica y poder comenzar. No hay que perder tiempo si debemos, en relajación, hacerlo enfocando prioritariamente el cuerpo o la mente. Como todo tiene que ver, y aquí no estamos en condiciones de saber qué comenzó primero, lo importante es empezar por algún lado.

En este caso, vamos a explicar un ejercicio de relajación del cuerpo. Muchas veces, uno de los síntomas que nos molesta es que nos sentimos duros, entumecidos en nuestros músculos y nuestros nervios. Este ejercicio va en el sentido del des-entumecimiento.

a) Por lo general, cuando hay tensión, pareciera que toda se junta en el cuello, los hombros y parte de la espalda. Esa es la parte más entumecida que sentimos. Muy bien, para esto tienes que "dibujar" círculos con los hombros, subiendo y bajando los hombros y, a su vez, haciéndolos rotar. Como si dibujaras círculos con ellos, subiéndolos y bajándolos.

b) Estira los músculos del cuello inclinando la cabeza alternadamente hacia ambos hombros. Este ejercicio repítelo cuatro veces más.

c) Gira muy lentamente la cabeza formando un semicírculo desde un lado hasta el otro, mirando hacia abajo. Este ejercicio repítelo cuatro veces más.

d) Gira los brazos extendidos dibujando en el aire dos grandes círculos. Hazlo de atrás hacia delante. De esta forma, estarás aflojando las articulaciones de los hombros. Luego realiza el mismo movimiento con los brazos, pero en dirección contraria, es decir, de adelante hacia atrás. Repite los ejercicios para cada una de las direcciones.

Otra variante para la relajación del cuerpo consiste en desarrollar los siguientes pasos:

a) Separa las piernas más o menos al mismo nivel de los hombros. Inclínate hacia abajo tanto como puedas sin doblar las
piernas, como si fueras a tocar la punta de los pies y sin doblar las piernas. Esto estirará las articulaciones y los músculos.

b) Regresa lentamente a la posición erguida. Este ejercicio
repítelo cuatro veces más.

c) Coloca tus manos sobre la cabeza o sobre la cadera, como
prefieras. Agáchate con la espalda recta y los talones levantados del suelo.

d) Vuelve a la posición de pie y ponte en puntas de pie. Repite el ejercicio cuatro veces más.

e) Prueba correr, trotar o saltar sin moverte del sitio.

El siguiente ejercicio de relajación consiste en un masaje facial
para utilizar en caso de Ansiedad.

a) Ubica las yemas de los dedos en el centro de la frente y
desplázalos, dibujando pequeños círculos, hacia las sienes.
Repítelo tres veces más.

b) Aplica una ligera presión con la yema de un dedo de cada
mano en la zona donde se une la cuenca del ojo y la nariz.
Repítelo tres veces más.

c) Desliza la yema de un dedo de cada mano por las cejas,
desde la nariz hasta donde terminan, sigue por el borde
de las cejas. Repítelo cuatro veces más.

d) Comienza a ambos lados de la nariz, desplaza las yemas
de dos dedos de cada mano hacia los lados con movimientos

circulares; siguiendo los pómulos y llegando hasta las mandíbulas. Dedica una atención especial a esta última zona.

Cualquiera de los síntomas que presente la Ansiedad Generalizada puede tener como común denominador el dolor de cabeza provocado por la tensión acumulada. Si bien es propio del estrés, también aparece en el ataque de pánico, en las fobias, en el estrés post-traumático, en la fibromialgia, etc. Una de las causas posibles del dolor de cabeza, en esta situación, es que los músculos del cuello o superiores de la espalda estén impidiendo la irrigación correcta en la sangre de la cabeza. Eso provoca dolor.

A continuación, daremos un ejercicio que puedes aprender para realizárselo a una persona que tenga este problema, o bien, puedes transmitirle los conocimientos a otra persona para que lo practique contigo.

a) Dile a la persona que se siente en una silla con un buen respaldo. Pónte detrás de ella y colócale las manos a ambos lados del cuello. Hazle un suave masaje en los hombros para ayudarla a que relaje su respiración y experimente una sensación de bienestar.

b) Inclínale la cabeza hacia un lado y sostenla con la mano desde la frente, apoyándola sobre su pecho o abdomen, para que los músculos del cuello puedan relajarse. Colócale el antebrazo sobre el hombro y aplícale lentamente una ligera presión hacia abajo. Aguanta esta presión entre cinco y diez segundos y repítelo en el otro lado.

c) Sosteniendo la cabeza, aplica una ligera presión con el pulgar y el índice desde la base del cuello hasta la nuca.

Debes mantener la presión en la nuca unos cinco segundos y luego soltarla. Inclina la cabeza ligeramente hacia atrás, apoyándola sobre su pecho. Coloca los pulgares en las sienes, dejando reposar los otros dedos a ambos lados de la cara. Realiza pequeños movimientos circulares hacia delante con los pulgares.

d) Sitúa los dedos mayores por encima del borde interno de los ojos y aplica una ligera presión durante cinco segundos para ayudar a dispersar el dolor.

e) Coloca los pulgares con una separación de unos cinco centímetros a ambos lados de la cabeza, con las palmas de las manos extendidas a ambos lados de la cara. Presiona la parte superior de la cabeza con los pulgares, desplazándolos hacia atrás.

• Ejercicios para la Fatiga crónica o Fibromialgia

La Fatiga crónica o Fibromialgia provoca una sensación de agotamiento físico muy importante. El siguiente ejercicio tiene la facultad de obtener una tonificación muscular instantánea. Si se quiere utilizar algún aceite para este ejercicio, el de mandarina tiene características vigorizantes.

a) Haz un rápido y enérgico movimiento de amasado en los brazos, desde la muñeca hasta el hombro y vuelve a bajar.

b) Frótate rápidamente la parte exterior de ambos brazos para estimular la circulación. Debes hacerlo en dirección ascendente para que la sangre vuelva hacia el corazón.

c) Realiza un masaje enérgico en tu cuello, agarrándote los muslos con la mano y efectuando un movimiento circular.

En la Fatiga crónica la tensión también provoca un entumecimiento en las piernas. Aquí presentamos un ejercicio para atenuarlo.

a) Siéntate en el suelo, estira las piernas. Ahora encoje ligeramente una de ellas. Debes hacerte un masaje en la pierna con ambas manos, comenzando por el tobillo hasta el muslo, comienza el masaje lo más cerca del tobillo que puedas. Repítelo varias veces, girando ligeramente la pierna para ambos lados cada vez para que el masaje llegue a otras partes.

b) Trabaja sobre la rodilla, empezando con un masaje alrededor de la rótula y luego ejerce una presión circular con los dedos para tratar más a fondo el contorno de la misma.

c) Trabaja sobre la pantorrilla realizando un "amasado" con ambas manos, con un buen estrujamiento sobre el músculo para aflojar cualquier tensión.

d) Sigue con este "amasado" hacia la rodilla, trabajando sobre la parte superior y externa alternando ambas manos. Sin bajar la pierna, realiza unas pasadas firmes con la mano en su parte posterior, desde el tobillo hasta la cadera. Repite los pasos a), b), c) y d) en la otra pierna.

e) Ponte de rodillas y menéate ligeramente con el puño entre las caderas y las nalgas, manteniendo la muñeca relajada.

• Ejercicios para el Trastorno Obsesivo y Compulsivo

La sintomología de este tipo de trastorno es similar a la de la Fatiga crónica en cuanto al entumecimiento de las extremidades; también ocurre lo mismo con la espalda. A continuación describiremos ejercicios para mejorar la flexibilidad de la columna. Son ejercicios que provienen del Yoga y deben realizarse en forma suave, lenta y respirando profundamente.

a) Puedes tenderte boca abajo con los brazos doblados de tal forma que las manos queden justo debajo de los hombros.

b) Levanta la cabeza y empuja hacia abajo con los brazos para ayudar a levantar el tronco. Respira mientras levantas el cuerpo.

c) Si puedes inclina la cabeza hacia atrás y estírate tanto como sea posible hacia arriba y hacia atrás. Aguanta unos momentos, relájate y vuelve a bajar el cuerpo. Repite todos los pasos.

Otro ejercicio que complementa el anterior para el trabajo en la zona lumbar es el siguiente:

a) Siéntate en el suelo con las piernas extendidas y juntas.

b) Dobla la pierna izquierda colocando la planta del pie en el piso, al lado de la rodilla de la pierna derecha (como si te cruzaras de piernas).

c) Coloca el brazo contrario por encima de la pierna izquierda, que está doblada, para tomarte la pierna derecha que está estirada. Gira el cuerpo hacia atrás, de esa forma se produce el estiramiento buscado para eliminar la tensión. Repite el ejercicio hacia el otro lado.

Ejercicio de relajación de la mente

Los ejercicios para relajar la mente están basados en meditaciones. El ejercicio que sigue ayuda a reducir el estrés.

"Estás bajo un cono de luz que cubre tu cuerpo de la cabeza a los pies. Esta luz significa energía positiva para ti. Viene del sol, y la naturaleza es tu aliada. Esta luz, además de volver positiva tu energía, lo que hace es protegerte de toda esa negatividad que te estresa. Estás cómodamente sentada en esa piedra y la luz cubre completamente tu cuerpo. A partir de este momento, comienzas a sentir que las tensiones y las contracturas de tu cuerpo desaparecen. Comienzas a sentir un alivio por dentro del cuerpo que se traduce en una sensación de placer muy importante. Es bueno y merecido que estés disfrutando de este momento. Estás bajo protección total. Todas las personas que te dijeron cosas que te estresaron comienzan a escuchar y a observar cómo les haces saber tu posición al respecto. Todas las situaciones que hicieron que te estresaras, pero situaciones en las que no podemos responsabilizar a nadie en particular, comienzan a ser toleradas y comprendidas por ti, aunque no las puedes compartir. Comienzas a experimentar una apertura de conciencia que jamás habías sentido. Comienzas a sentir que puedes disentir, que el disenso es productivo, creativo, obliga a todos a poder comprometernos con nuestra postura y defenderla hasta aceptar si es que otros argumentos quitan su sostén. Esa es la apertura espiritual, energética, que estás experimentando en estos momentos. Tu cuerpo está completamente aliviado. Ahora es tu mente la que siente que se abre, se despeja de malos pensamientos y puedes albergar solamente pensamientos e ideas positivas, creativas, buenas, sanas para ti y para los otros. Comienzas a sentir que los otros no son más importantes que tú y que no eres más importante que los otros. Aunque aparezcan todas las combinaciones posibles de personas responsables o situaciones que van más allá de las personas, estás en estos momentos en un estado de relajación profunda y de apertura mental y espiritual que hace que nada te afecte. Podemos decir que esa luz entró en tu interior. Que ya forma parte de ti. A partir de este momento, ya no posees más estrés y estás en estado de relajación, con mayor tranquilidad, mayor seguridad y más alegre."

Capítulo 9
Visualización

La mente produce imágenes y éstas provocan un estado determinado en la persona. Ese estado es mental, fisiológico y energético. Producir imágenes positivas, positiviza la energía. Producir imágenes negativas, negativiza la energía. Entonces, visualizar sirve para producir salud. La visualización es una técnica mental antigua. La han utilizado como método terapéutico en la antigua China, en India, Egipto, en las tribus africanas y los pueblos originarios de América. Actualmente (y también en Occidente) se la utiliza como terapia para pacientes oncológicos.

Se conoce como visualización creativa al acto de "crear" una realidad subjetiva, mental, que no hemos vivido. Esta visualización es la que nos ayuda a alcanzar nuestros objetivos en cualquier campo que la queramos aplicar.

Visualizar significa crear imágenes mentales placenteras, de amigos, animales, paisajes, objetos. Se utilizan para superar situaciones dificultosas. Las imágenes positivas contrarrestan las imágenes negativas que generan las situaciones dificultosas que la persona atraviesa.

Ejercicios de visualización frente a una crisis de Ansiedad Generalizada

Uno de los elementos que entra en juego en la Ansiedad Gene-ralizada, especialmente en los cuadros de estrés, estrés post-traumático y depresión, es el apego. Las personas que su-fren de estrés sienten un profundo apego a personas o situaciones, esto desemboca en un cuadro de estrés por no po-der desapegarse.

A continuación, describiremos un ejercicio de visualización que se utiliza para evitar el apego.

a) Visualiza tu mente como un jardín que necesita ser cuida-do. Si ya te sientes atrapado por los compromisos, empieza imaginando que el jardín está invadido por la maleza, qui-zá contenga una fuente bloqueada y un estanque con agua estancada.

b) Acude cada día al jardín y trabaja en él un poco. Corta la maleza y, con cada planta que arranques, siéntete un poco más libre, y date un pequeño respiro de las exigencias que abarrotan tu vida.

c) Desbloquea la fuente. Percibe que el fluir del agua es tu manantial personal espiritual derramando las cualidades positivas y las virtudes del espíritu (por ejemplo, paz, amor, verdad, poder y felicidad). Si te desanimas, bebe de ella o deja que el agua caiga sobre ti sintiendo que te renueva.

d) Imagina que las relaciones sanas son capullos que flore-cen. Observa si ves algo que puedas podar (hábitos y rutinas). Estás revitalizando la planta y haciendo espacio

para que un nuevo brote, un aspecto más p
relación, pueda crecer.

El siguiente ejercicio se aplica para bajar el nivel de es ⌐, puede
realizarse en un lugar tranquilo como ruidoso, surtirá el mismo
efecto.

a) Siéntate cómodamente, cierra los ojos y respira profundamente durante un momento. Visualiza que estás sentado
solo junto al agua de un oasis. El desierto se extiende más
allá del alcance de tus ojos, pero frente a ti hay un fértil
refugio: tu silencioso paraje.

b) Contempla el reflejo en la superficie del agua. Puedes ver
el reflejo de las nubes cruzando el sol. Son los pensamientos, emociones y recuerdos que te impiden gozar de tu
silencioso paraje. Disipa las nubes mentalmente para que
pueda revelarse la leal luz del sol.

c) Inclínate hacia delante y contempla tu propio reflejo en el
agua. El rostro pertenece a un desconocido. ¿Tiene una
expresión feliz o triste, alerta o cansada, segura o tímida?
¿Irradia energía?

d) Bebe del lago ahora. El agua es pura energía, el silencioso
poder en la silenciosa profundidad en la vida cotidiana.

El siguiente ejercicio de visualización es aplicable a los casos de
fobia, donde el miedo se anuda a la imposibilidad de verse apto
o en condiciones de lograr objetivos.

a) Imagina que eres un pescador que está en un barco en
medio del océano. Es un día espléndido; el sol brilla en las
olas y en la malla de tu red, que se mueve con el viento.

Armoniza tu respiración con el suave balanceo de la barca mientras sube y baja con el movimiento del océano. Respira de manera consciente. Inspira hondo y espira con lentitud y suavidad.

b) Con cada inspiración saca un poco más la red del agua. Aunque esté llena, notarás que no te cuesta extraerla, ya que el oleaje del mar te ayuda.

c) Pescas abundantemente los infinitos tesoros del espíritu: pureza, verdad, sabiduría, paciencia, amor, serenidad y belleza.

d) Mientras respiras y sacas la red, gozas en tu imaginación de los relajantes sonidos del mar y de las aves marinas. Aunque en el horizonte no divises la tierra firme, sientes una maravillosa serenidad y que tu respiración es el ritmo del cosmos.

Capítulo 10
Ejercicios físicos y alimentación

Los ejercicios físicos más aconsejables para cualquiera de los cuadros en que se presenta la Ansiedad Generalizada son los siguientes:

- Marcha.

- Bicicleta estática o de pista al aire libre.

- *Jogging* en terreno llano.

- Musculación suave.

- Estiramiento pausado.

- Natación.

- Esquí.

A continuación desarrollamos un programa posible de entrenamiento físico para eliminar el estrés.

Tipos de ejercicios

Podríamos decir que hay tres clases de ejercicios: los que aumentan la capacidad de resistencia, los que aumentan la flexibilidad y los que aumentan la fuerza muscular. Los primeros son los más beneficiosos para eliminar el estrés: la marcha, el trote, la carrera a pie, la bicicleta. Lo más importante es elegir una actividad que a uno le agrade.

Un programa óptimo de entrenamiento debe comprender tres o cuatro sesiones semanales, de veinte a cuarenta minutos de duración, a un nivel situado entre el 50 y el 70% de las capacidades máximas del sujeto.

La sesión debe constar de tres partes: de a cinco tres minutos de calentamiento, de veinte a cuarenta minutos al nivel elegid, y de tres a cinco minutos de desaceleración progresiva. Las personas que, por su condición física, no puedan alcanzar el nivel óptimo, prolongarán, en compensación, la duración del ejercicio.

Para cada persona, de acuerdo a la capacidad física máxima, corresponde una frecuencia cardíaca máxima que se calcula de la siguiente manera: *220* menos la edad de la persona. La frecuencia cardíaca es el mejor medio de control de un nivel de entrenamiento, y por varias razones existe una relación directa entre el trabajo que se exige a nuestro corazón y la frecuencia cardíaca para un determinado tipo de ejercicio. Para un mismo ejercicio, el trabajo de nuestro corazón aumentará con el calor, el frío, la humedad o la altitud, con el consiguiente aumento anormal de nuestra frecuencia, que obligará a disminuir la intensidad del ejercicio a fin de que el trabajo cardíaco siga siendo el mismo. Con el entrenamiento, un mismo ejercicio exigirá menos trabajo a nuestro corazón, y la frecuencia cardíaca aumentará menos, lo que será señal de que podemos subir el nivel de dificultad. Pero la frecuencia cardíaca no es más que un reflejo parcial de nuestro corazón. Interviene también un segundo parámetro igualmente determinante: la presión arterial. Por ello, si en vez de ejercicios dinámicos se eligen deportes de efectos estáticos como el esquí acuático o el patín, la presión arterial aumentará más rápidamente de lo que permite prever la aceleración del pulso, con la consiguiente subestimación del trabajo cardíaco. Tales deportes no se aconsejan en los enfermos del corazón.

En relación a la alimentación, entendemos que una dieta sana actúa positivamente sobre nuestra salud. Debemos tener los tejidos sanos y la energía activa, para ello es importante lograr una dieta que sea, por un lado, equilibrada, y por el otro, rica en energía. Es positivo llevar a cabo una dieta rica en cereales, fibras y verduras. Es importante reducir el café, el té, el alcohol, el azúcar y las bebidas gaseosas. Es adecuado consumir alimentos frescos, como ser fruta, verdura, algo de carne, ave y pescado. Una dieta variada es también agradable en sabores.

La mejor dieta, sencilla y desintoxicante, se basa en la cocina ayurvédica, que recomienda incluir en cada comida la combinación de los seis sabores fundamentales: astringente, que deja un gusto a tierra en la boca y es áspero (peras, manzanas, jengibre); amargo, dulce, picante, salado y ácido. De allí la gran variedad de especias que se utilizan: cúrcuma, coriandro, cardamomo, orégano, perejil, comino, romero, pimienta, ajo, sésamo, canela, menta, anís, coco y muchas otras.

Explicaremos los seis sabores fundamentales de la comida del Ayurveda en relación a los cinco elementos de la cultura de oriente (tierra, aire, agua, fuego, éter).

Antes, es necesario aclarar, sintéticamente, que significa 'Ayurveda': "Medicina de la India", también "Filosofía oriental".

- Sabor dulce: elementos agua y tierra. Nutre e incrementa los tejidos. Alivia la quemazón, calma el hambre y la sed. Es bienestar, tranquilidad y sedación, aunque en exceso genera complacencia. Es pesado, oleoso y, por lo general, frío.

- Sabor amargo: elementos aire y éter. Restaura todos los demás sabores. Es purificante, antinflamatorio, actúa contra los parásitos y purifica la leche materna, entre otras cosas. Promueve la transformación y su exceso, la frustración.

- Sabor ácido: elementos fuego y tierra. Incrementa el apetito. Es carminativo (elimina gases del tubo digestivo), liviano, caliente y oleoso. A nivel emocional, despierta conciencia y espíritu aventurero, aunque en exceso genera envidia y celos.

- Sabor salado: elementos agua y fuego. Estimula la digestión, incrementa las secreciones. Es liviano, oleoso y caliente. Relacionado con el deleite, y el placer y su exceso, la lujuria.

- Sabor picante: elementos fuego y aire. Purifica la boca y estimula las secreciones, el fuego digestivo, cura, reduce la obesidad; pero su fuego puede secar el semen y la leche materna y llegar a ser abortivo. Genera extroversión y su exceso, irritabilidad.

- Sabor astringente: elementos tierra y aire. Es sedativo, seca, cura úlceras y hemorragias. Genera introversión y su exceso, inseguridad. Es tierra y aire, pero su sabor es igual, uno siente que está comiendo tierra. Ejemplos de sabor astringente: membrillo, té, banana, pera, coliflor, repollo, brócoli y legumbres.

En relación al acto del comer, el Ayurveda recomienda lo siguiente:

- Comer sentado en un ambiente tranquilo.

- No hablar mientras se come y sentir las cualidades del alimento (frío, seco, dulce, etc.).

- Comer solo o en buena compañía.

- No leer, ni ver tele, ni manejar mientras comemos. Prestar atención al acto en sí y al sabor.

- Masticar hasta que quede papilla en la boca. Se digiere mejor y comemos menos.

- Evitar bebidas y comidas frías.

- Comer poco. Evitar comidas chatarras, recalentadas o enlatadas.

- No beber líquidos antes de comer.

- Evitar el alcohol, el café y los cigarrillos.

- Estar sentado cinco o diez minutos al finalizar de comer y luego caminar suavemente en un lugar abierto para hacer la digestión.

- Esperar tres horas antes de irnos a dormir (*ergo*, comer mucho más temprano, antes de que oscurezca).

- Agradecer –aunque sea internamente– el alimento que está frente a nosotros.

- No comer si no digerimos la comida previa, es decir, hasta que no llegó al estómago el bocado anterior.

- No comer carnes, quesos, yogur o alimentos pesados o fermentados; y si se hace, nunca por las noches.

Para tener en cuenta

Al pensar en qué alimentos debes incluir en tu dieta, el primer principio importante es: cuanta más fresca es la comida, mejor. Recuerda que "fresco" no significa necesariamente crudo. Conviene que te inclines por las comidas recién preparadas, saludables y equilibradas, con hortalizas cocidas y cereales integrales. En lo posible, evita los alimentos envasados o preparados con conservantes y productos químicos.

- Cereales: el arroz, la cebada, el maíz, el mijo, el alforfón o trigo sarraceno y el centeno son perfectamente aceptables. Conviene no edulcorarlos y, dentro de lo posible, que sean de cultivo orgánico.

- Miel: la miel es un edulcorante ideal, aunque también se puede utilizar azúcar en cantidades moderadas. Vale la pena mencionar que el Ayurveda recomienda no cocinar ni calentar la miel, pues el calor cambia su estructura y produce un efecto tóxico.

- Frutas: tu dieta puede incluir frutas tales como manzanas, peras y naranjas. También la granada tiene un sabor astringente que a muchas personas les calma los calambres.

- Lassi: esta bebida tradicional ayurvédica también tiene muchos efectos benéficos y es fácil de preparar con yogur y agua. El lassi un tiene efecto muy sedante y nutritivo en todo el tracto digestivo. Se puede beber con el almuerzo todos los días, como merienda al caer la tarde, o cuando gustes. Debidamente preparado a la mayoría le resulta delicioso.

- Fibras: en los últimos años, la fibra dietética ha pasado a formar parte del tratamiento y prevención de muchas dolencias. En este caso es aconsejable concurrir a un especialista para la correcta administración de las fibras, dado que es importante saber acerca de las características de la persona, su contextura física, sus costumbres, edad, etc.

Por último, proponemos un pequeño listado de alimentos que son productores de energía. Estos alimentos son ricos en energía natural y son muy buenos para aliviar la Fibromialgia o Fatiga crónica.

- Frutas y hortalizas frescas.

- Leche entera o *ghee* (manteca clarificada).

- Trigo y subproductos del trigo, incluidos el pan y las pastas. Arroz, cebada y miel.

- Pasas de uva, dátiles, higos y almendras.

- Aceite de oliva.

- Judías *mung*, sobre todo en sopa; lo que el Ayurveda llama *dhal*.

Frente al estrés, la alimentación es sumamente importante. Podríamos pensar en una alimentación antiestrés. Comer adecuadamente significa, ante todo, repartir bien las comidas. Es preciso sustituir una o dos comidas pesadas por tres ligeras equivalentes: desayuno, almuerzo, cena. Y, además, tener una nutrición variada y comer lentamente.

Carnes, pescados y aves no deben consumirse más de una vez al día. Se deben evitar las carnes ricas en grasas saturadas, en beneficio de las aves y del pescado, ricos en grasas no saturadas.

En cuanto a los huevos y a los productos lácteos, evitar la leche completa o sus derivados (yogur de leche completa, quesos ricos en materias grasas, etc.), y reducir el consumo de yemas de huevo, muy ricas en colesterol. Debemos optar por la leche descremada, las margarinas suaves polinsaturadas a base de aceite vegetal y los quesos magros.

En la cocción y en el aliño, debe preferirse a los aceites polisaturados y las margarinas hechas con esos aceites (maíz, girasol, soja). Los aceites de oliva y de cacahuete, más pobres en grasas no saturadas, no tienen efecto (ni bueno ni malo) sobre el colesterol: son aceites neutros. Incluso los aceites buenos pierden su papel protector con la cocción, al pasar de no saturados a saturados. Hay que evitar los fritos y los platos con salsas. Conviene reducir el consumo de azúcares y dulces de todo tipo (bombones, chocolates, zumos de fruta, jarabes, etc.), así como el de farináceos refinados (harina blanca, arroz blanco); y comer más cantidad de pan (sobre todo el integral, rico en fibras alimenticias), cereales, pasta, patatas, arroz integral, a no ser, claro está, que se sufra de diabetes o que se deba seguir un régimen para adelgazar.

Es bueno consumir frutas y legumbres en cantidad ilimitada, ya que son muy ricas en vitaminas. Las judías y las lentejas aportan, además, muchas fibras vegetales.

Para calmar la sed sólo es imprescindible el agua, aunque no bebemos suficiente cantidad. El café debe consumirse con moderación, evitando los tipos demasiado ricos en cafeína en beneficio de los más aromáticos, o incluso del descafeinado.

El alcohol no es de ninguna utilidad para nuestro organismo. Es rico en calorías (1 gramo de alcohol produce 7 calorías, 1 litro de vino de 10 grados, 700 calorías), es responsable de numerosas enfermedades (cirrosis hepática, pancreatitis, afecciones nerviosas). No debe consumirse más de 30 gramos por comida, o sea, dos vasos de vino; 50 a 60 gramos diarios, o su equivalente, medio litro de vino de 10 ó 12 grados.

A modo de complemento, teniendo en cuenta que todas las disciplinas se combinan perfectamente en la que se conoce como MTC (medicina tradicional china), proponemos un ejercicio que plantea uno de los exponentes máximos de la medicina holística actual, Deepak Chopra. El ejercicio se llama "Meditación respiratoria", y es aconsejable para lograr una digestión perfecta.

1) Elige un momento en que estés libre de trabajo y de responsabilidades familiares. Busca un lugar tranquilo, donde nadie te moleste.

2) Siéntate en silencio, en el suelo o en una silla de respaldo recto. Cierra los ojos.

3) Comienza simplemente por inhalar y exhalar como lo haces normalmente, y centra, poco a poco, la conciencia en

tu proceso de respiración. No trates de controlarla ni de influir sobre ella de modo alguno. Basta con que cobres conciencia del ir y venir de tu aliento.

4) Si notas que tu respiración se acelera o se hace más lenta (es posible que hasta se interrumpa por un momento), limítate a observarlo. No trates de resistirte a ello ni de fomentarlo; antes bien, permite que suceda.

5) De modo similar, si tu atención divaga o si te distraes, no te resistas. Permite simplemente que tu atención vuelva gradual y naturalmente a la respiración.

6) Continúa con la técnica de "Meditación respiratoria" durante quince minutos. Concédete algunos minutos más para retirarte del ejercicio, siempre sentado y sin abrir los ojos. Luego abre los ojos y reanuda tus actividades normales.

Capítulo 11
Diagnóstico de fotografía Kirlian

El cuerpo físico posee átomos y moléculas, está compuesto también por un cuerpo plasmático y biológico. La medicina oriental operó durante muchísimos años por medio de este cuerpo, e introdujo la acupunción por los meridianos que se distribuyen a través del cuerpo bioplasmático.

En el año 1939, el ingeniero ruso Semyon Davidovich Kirlian y su esposa estaban realizando una investigación con un aparato para electroterapia en su laboratorio, en Ucrania. Él por error tocó un electrodo y, al mismo tiempo, recibió un *shock*. Se observó un luminoso destello en su mano, luego colocó su mano sobre una lámina de papel fotográfico y así quedó fotografiado el efecto. Al revelar la película, observó que aparecían unas emanaciones parecidas a un alo de luz que bordeaban sus dedos.

El logro del matrimonio Kirlian, al fotografiar la pequeña radiación magnética, fue realmente revolucionario. Esta radiación tiene su origen en el desenvolvimiento de los átomos que conforman el cuerpo humano. Los átomos poseen un núcleo compuesto de protones, neutrones y demás partículas. Alrededor del núcleo giran los electrones a 300 000 kilómetros por segundo, describiendo órbitas elípticas. Los electrones están cargados negativamente, y los protones, positivamente, por lo cual se generan distintas magnitudes según cuál sea su configuración atómica. De este modo, cada cuerpo aparece circundado por un campo magnético generado por los átomos que lo componen.

Las imágenes del aura humana informan sobre la situación física, psíquica, espiritual y emocional de la persona a la que se le practica dicho estudio, y también el estado de sus canales *Yin* y *Yang* y la zona a la que pertenece cada uno de ellos.

Cualquier alteración del organismo modifica la radiación, esto determina ciertos movimientos ondulantes en la imagen. Así, en la actualidad este sistema es considerado un auxiliar valiosísimo de la medicina tradicional y podría complementar el diagnóstico para el tratamiento de variados trastornos físicos y emocionales.

La Kirliangrafía es utilizada ampliamente en psiquiatría, ya que proporciona al médico un perfil psicológico preciso del paciente, sin necesidad de someterlo a varias consultas de sondeo que en ocasiones lo hacen desistir del tratamiento.

Antes señalamos que la interpretación de la fotografía Kirlian refleja el *Yin* y el *Yang*, energías que representan lo femenino y lo masculino. El *Yin* estaría representado en las fotografías con el color azul, y responde a características como la paz o la tranquilidad; el rosa o fucsia correspondería al *Yang* que significa acción y movimiento. Todos somos *Yin* y *Yang*, algunos tenemos más de un elemento que de otro, pero lo ideal es que ambos se encuentren en equilibrio. En la actualidad, la gran mayoría de las personas posee más energía *Yang* que *Yin*, porque las personas se mueven siguiendo el imperativo de "no detenerse".

La energía se diferencia no por la cantidad sino por su vibración. Si vibra en forma baja es una energía de tristeza, de dolor o de bronca, algo que no se mueve, que está estancado. En cambio, la alegría, la felicidad y el amor vibran rápido y generan un aura de luz, es el caso de las personas muy positivas o "iluminadas" que poseen un gran poder de atracción.

El diagnóstico Kirlian es un registro inmediato del estado de salud psicofísico. Permite detectar las enfermedades que impliquen un compromiso orgánico hasta con seis meses de anticipación. Facilita conocernos con mayor profundidad. Proporciona la información oculta de nosotros mismos. Define el estado emocional que, si está en desequilibrio, finalmente, deviene en enfermedad física. Es un recurso para acercarnos a un estado de salud. No sustituye el diagnóstico clínico. Ofrece la oportunidad de anticiparse a un futuro compromiso de la salud. Permite conocer la armonía o desarmonía con la que miramos la vida. Detecta conflictos emocionales abriendo la posibilidad de encontrar herramientas para solucionarlos. Se imprime en un rollo fotográfico la energía que irradia nuestro ser.

Dado que la sintomatología de la Ansiedad Generalizada suele ser muy vasta, el diagnóstico Kirlian ayuda mucho para acotar si la problemática, que es energética, se da en el plano físico, mental o espiritual.

Conclusiones

Sabemos que formar parte de una sociedad implica pertenecer a una cultura, nuestra propia cultura. La cultura es móvil, no es un módulo estanco en el que no se producen cambios. Si hay algo que está en un devenir constante, es nuestra cultura.

Existen valores que entran en crisis. Referentes que dejan de serlo y nuevos referentes que ocupan sitios nuevos. Tengamos en cuenta que para otras culturas, como la de los orientales, el término *crisis* significa "cambio" y "oportunidad". Es decir, la crisis representa un cambio, dado que nada va a ser como era, y una oportunidad porque los cambios que, muchas veces, se pretenden realizar, en este contexto son posibles, oportunos.

Claramente, el término *crisis* en oriente no significa lo mismo que en occidente; aquí implica: debacle, pérdida total, destrucción. Si analizamos los acontecimientos de la década actual en Argentina (también podríamos extenderlo al mundo entero), encontraríamos motivos que "justificarían" que en realidad fue una debacle, una destrucción que causó pérdidas totales; aunque sería caer en un facilismo en el cual quedaríamos entrampados.

El aspecto interesante de la comparación cultural, surge con la posibilidad de que nuestra cultura logre "pensar" y "sentir" que la crisis es cambio y oportunidad.

Curiosamente, nos introducimos en el pensar y el sentir, en ideas y sentimientos; en energía. Ésta, mal direccionada, es el porqué de muchos de nuestros males, de nuestros síntomas y de nuestros dolores. La energía está dañada. La energía está desarmonizada. La energía está desestimulada. La energía está negativizada.

Me gustaría reforzar la idea con una frase que cita Brian Weiss cuando dice: "No somos seres humanos con energía, sino pura energía con algo de humanidad". Todo es energía. Las ganas de comunicarnos con otros es energía. Querer ayudar a las personas para que se sanen es energía. Defender los derechos humanos es energía. Todo lo que cada uno hace es energía.

Cuando nos encontramos ante un desequilibrio energético, debemos pensar y entender que el cuadro clínico está conformado por varios elementos:

1- La tipificación y el discurso:

Cuando hablamos de "tipificación" y de "discurso" lo hacemos en relación con el paciente. Así, pensamos en una tipificación en el sentido de un estereotipo. Casi sin quererlo, por la formación propia que adquirimos en el campo de la clínica, tendemos a buscar en cierto momento del tratamiento, en la primera entrevista o en cualquiera de las sesiones subsiguientes, al "personaje" que porta la fobia, el ataque de pánico, etc. Puedo asegurarles a mis colegas, que hay que realizar un esfuerzo muy grande para corrernos de ese lugar. Lugar que, insisto, no está relacionado con la personalidad del médico, psicólogo, etc., sino con su formación. Para ampliar esta explicación es bueno referirnos a la obra de

Michel Foucault, aunque no solamente a la *Historia de la clínica*, sino que toda su obra en general atraviesa el problema del poder, por ejemplo, *El orden del discurso*, *Vigilar y castigar,* y *El poder psiquiátrico*, entre otros.

Referirnos a la formación no significa dejar caer todo el peso solamente sobre la cuestión educativa, didáctica. Nos referimos a que la clínica en sí, nació como herramienta para sostener un orden determinado, y para alejar todo tipo de "brujo" (¿o creativo?); y delineó así un único discurso, un discurso hegemónico. El máximo ejemplo de controlar el orden en el área clínica, en la actualidad, es el denominado DSM IV o Manual Diagnóstico y Estadístico de los Trastornos Mentales. Éste es un compendio de cuadros clínicos tipificados de acuerdo a la cantidad de repeticiones de los síntomas y a sus modalidades, según se presenten de una u otra manera. Llama la atención la expresión "la cantidad en que se repiten los síntomas". Según este criterio-diagnóstico, si un síntoma se repite cuatro o más veces, conforma un determinado cuadro clínico. Por lo tanto, si se repite tres veces, ya pertenece a otro cuadro clínico. Cada cuadro posee un código reconocido en todo el mundo. Para el DSM IV, un cuadro "F44.81" es un "Trastorno de identidad disociativo", aquí en Argentina, en Gran Bretaña, en China y en India. Precisamente, esta globalización del diagnóstico de trastornos mentales hace que aparezca en primer plano la necesidad de control.

Ahora bien, cuando hablamos de discurso, también aludimos a la tipificación del mismo. Y es aquí donde aparece otro fenómeno en el que no está acentuada de manera tan directa la necesidad de control, como sí lo demuestra la existencia del DSM IV. Ésta es otra práctica del poder que aparece en el discurso, y que encierra un claro procedimiento de exclusión. Ella aparece, en primer lugar, por la investidura institucional de quien posee más poder, es decir, en este caso, el agente de salud. En segundo lugar, aparece con la utilización del discurso y en la calificación que él mismo reviste según quien lo sostiene. El uso del discurso, así entendido, es el uso de un discurso cerrado, "sólo para entendidos". Los términos clínicos o pseudocientíficos que se utilizan discriminan y dejan fuera, excluyen, a quien no tiene esos conocimientos, en esta circunstancia, el paciente, que a causa de no poseer el saber sobre el síntoma, calla. Y como dice el refrán popular: "El que calla, otorga". Se otorga el poder al profesional. Me dirán que ese poder es necesario para curar. Acordaré completamente, pero agregaré que lo importante es que el agente de salud no se olvide de que posee ese poder, y que de acuerdo a la manera en que el mismo sea regulado, llegarán los efectos subjetivos del paciente.

En consecuencia, surge de manera invisible (podríamos decir no intencionadamente por parte del profesional) un discurso de primera y otro de segunda. Pero, además, está el uso generalizado en los médicos, y el mismo uso, aunque en forma discrecional, del "silencio": *Arma mortal*. Pensemos que, por un lado, existe un sujeto que no maneja el discurso profesional, momento que llamamos: *separación exclusiva 1*. Y por otro lado, la remarcación de la diferencia y desvalorización, la puesta en duda, la relativización del discurso del paciente cuando el profesional utiliza el silencio ("silencio que habla"), a este momento lo llamamos *separación exclusiva 2*. Justamente, el "experto" hace silencio y lo aplica de manera discrecional.

2- El criterio de verdad en juego, el cientificismo:

El criterio de verdad que se le atribuye al quehacer médico, psicológico, etc., se puede ver en su más cruda expresión en una internación psiquiátrica. Allí, aparece un elemento fundamental en el que se basa el saber médico (aquí utilizo el término en general para referirme a cualquier agente de salud, independientemente del área o especialización), que es sostenido por la condición de la mirada médica, su neutralidad (esta última, muchas veces exagerada e iatrogénicamente empleada por los psicoanalistas), la relación de objetividad, el criterio de validez, la distribución y el uso del espacio, del tiempo de los individuos. Ese elemento fundamental es la disciplina. Hay un orden inmanente que disciplina los cuerpos, los tiempos, los gestos, los comportamientos, efectúa el reparto, etc.

Esta idea aparece con Pinel, creador de la psiquiatría. El disciplinamiento aparece con el modelo del Panóptico de Bentham, de 1791. Es un modelo arquitectónico de control donde todo se dispone de manera tal que el centro del espacio es el control de todo lo que ocurre alrededor (radios invisibles que parten desde el centro hacia la periferia). Foucault lo llama "la fórmula política y técnica más general del poder disciplinario". Luego, el modelo del Panóptico se aplica a cualquier institución: escuela, hospital, cárcel, fábrica, etc.

Pero el criterio de verdad también puede apreciarse fuera de la internación, en la consulta ambulatoria o en la consulta privada. El saber que posee el psicoanalista demuestra la relatividad de fuerzas. Cuando el psicoanalista francés Jacques Miller, yerno del psicoanalista Jacques Lacan, desarrolla con profundidad el concepto lacaniano de SSS, "Sujeto Supuesto Saber", se refiere al lugar que el paciente le asigna al psicoanalista.

Si bien la recomendación que se hace desde la teoría psicoanalítica es que el lugar de SSS en el que el paciente coloca al psicoanalista es un paso necesario para que se establezca la transferencia, este último no debe sentirlo realmente así; es decir, "no se la debe creer". Lo cierto es que el hecho de que sea colocado en ese lugar, da cuenta de la relación de fuerzas. Además, la transferencia se realiza en esa desigualdad y se sostiene en ella.

Que el profesional cuente con herramientas tales como la interpretación psicoanalítica o la objetividad en el diagnóstico, implica ser portador de un criterio de verdad otorgado por el cuerpo social. Ese elemento es el que sostiene la idea de cientificismo. La indubitabilidad y la infalibilidad son criterios que el cuerpo social aplica al agente de salud. De allí el cientificismo. Aquello que es "comprobado científicamente" no se discute sino dentro del ámbito científico. Igual que una cuestión corporativa, solamente pertenecen algunos, otros quedan fuera.

3- La expansión informativa que recibe nuestro cerebro:

Nuestro cerebro funciona como un receptáculo que recibe y procesa información. Ésta se procesa expandiéndose y recibiendo distintos estímulos producidos en la cultura. A partir de allí, provoca en nosotros determinados efectos subjetivos, una escala de valores; a tal punto que nos responsabiliza, a veces sin darnos cuenta, de nuestra conducta, de nuestras acciones cotidianas.

Estamos enfermos de cultura, eso significa que a partir de los cambios que propiciemos en nuestros valores, en nuestras creencias, en nuestros dogmas que nos atan y nos gobiernan, podremos modificar las conductas que cotidianamente realizamos.

4- La concepción de la salud como órganos o partes estancas:

Resulta tristemente curioso cómo me encuentro a diario, en mi consultorio, con pacientes que vienen derivados de médicos neurólogos, psiquiatras o clínicos que les dicen, por ejemplo: "Vos no tenés nada. Solamente es un ataque de pánico. Si querés, podés hacer una terapia con un psicólogo". Una concepción de la salud muy *sui generis* que categoriza según su antojo, confundiendo al paciente en lugar de aclararle su situación. Tal concepción está basada en los psicofármacos; como dice el biólogo y bioquímico alemán Jörg Blech, existe "una pastilla para cada dolencia y una dolencia para cada pastilla". La frase se puede extender a toda la medicina, no sólo a la salud mental, ya que la concepción de salud abarca todas las áreas.

Por supuesto que hay excepciones. Yo mismo participo desde hace unos años en equipos con médicos y agentes de salud en general que tienen otra visión. Pero también he trabajado con los que tienen "el comprimido fácil".

5- La pereza cultural de la persona que padece estas discordancias energéticas:

Se alude a la facilidad, la poca implicancia y el mínimo esfuerzo que significa "tomar la pastilla".

Otro elemento fundamental es el lugar ético del profesional médico, el psicólogo. Hay un concepto que yo trabajo en la universidad que es el "Agente 00Psi". Es un planteo irónico para ver el lugar en que se posiciona éticamente el agente de salud. El "00Psi" se hace extensivo para el "00Doc", "00Lic", y también para los abogados, los trabajadores sociales, docentes. En realidad cuando desarrollamos el tema en clase, pensamos en el concepto de Michel Foucault de "ortopedistas del poder".

Por todas las razones que se plantearon este libro, estamos convencidos de que todas las manifestaciones de la Ansiedad Generalizada (fobias, estrés, depresión, etc.) tienen un tratamiento holístico posible que ayuda a salir del problema. Lo compruebo a diario en mi consultorio y al comentarlo con colegas del área coincidimos plenamente en ello.

La elección de una rutina holística tiene que ver, obviamente, con la posibilidad de comprobar los buenos resultados que obtienen los pacientes. No es intención de esta obra enfocar otros problemas de salud más allá de los que se encuadran dentro de la Ansiedad Generalizada, pero quiero comentar que algunas de las técnicas aplicadas se usan también con éxito para otras problemáticas. Por ejemplo, el equipo de Estimulación lumínica y sonora también lo utilizo en los pacientes que tienen contracturas, dolores musculares, de artrosis, jaquecas y tensión nerviosa, entre otros problemas.

Cabe aclarar, además, que la elección de las técnicas comentadas en este libro está basada en que son herramientas con las que trabajo a diario. Y otro motivo de la selección es que son técnicas que pueden aprenderse y, en general, ser auto-aplicadas. Eso otorga libertad e independencia, factores que ayudan a la problemática que subyace bajo la forma de "baja autoestima".

Me gustaría agregar una pequeña lista de las disciplinas holísticas que trabajan desde la salud (algunas seguramente quedarán fuera porque mi memoria no es omnipotente). Lo considero útil para que, por un lado, el lector sepa que existen; y por otro, como un humilde reconocimiento:

Abundancia	Cromoterapia	Magnetoterapia	Quirología
Acupuntura	Curso de Milagros	*Magnifield Healing*	Quiromancia
Alquimia	Danzaterapias	Masaje Tailandés	Radiestesia
Angeología	Delfinoterapia	Masoterapia	Radiónica
Antroposofía	Digitopuntura	Medicina Ayurveda	*Rebirthing*
Aromaterapia	Eutonía	Medicina Biomolecular	Reflexología
Arteterapia	Fangoterapia	Medicina China	Registros Akáchicos
Astrología	*Feng Shui*	Medicina Naturista	*Reiki*
Aurículoterapia	Fitoterapia	Medicina Sintergética	Respiración Holotrópica
Auromancia	*Focusing*	Meditación	Risoterapia
Auroterapia	Foto Kirlian	Memoria Celular	Runas
Autoconocimiento	Gemoterapia	*Merkabah*	*Shiatsu*
Balance Muscular	Cristaloterapia	Metafísica	Sofrología o Hipnosis
Bioenergética	*Gestalt*	Método Deepak Chopra	Tarot
Cafemancia	Homeopatía	Musicoterapia	Terapia de Pacientes Terminales
Biofeedback	Gimnasia Terapéutica	Método Louise Hay	Terapia Colónica
Biorresonancia	Grafología	Método Melchizeedek	Terapia de Oxígeno Hiperbárico
Calendario Maya	*I Ching*	Numerología	Terapia de Polaridad
Velomancia	Iridología	Parapsicología	Terapia de Vidas Pasadas
Celuloterapia	Imposición de Manos	Odontología Holística	Terapia del Sonido
Coach Coporal	*Kabbalah* Neurolingüística	Programación	Terapia Onírica
Control Mental	Lenguaje Corporal	Psicología Mística	Terapia *Onnetsu*
Terap. Energéticas Orientales	Terapias Florales	Visualización	Yoga

Por último, quisiera expresar mi deseo de que este libro sea útil para las personas que sufren la Angustia Generalizada, una "herramienta a mano" para la crisis y una orientación para el tratamiento. Al menos, este es mi aporte. Espero que el objetivo se haya cumplido.

Bibliografía

– Acero, Irene / Kreimer, Juan C. / Acero, Rosana / Parada, Karina / Spezzafune, Ernesto, *Guía básica de aromaterapia* Deva's, Editorial Longseller S.A., Buenos Aires, 2003.

– Acero, Irene / Kreimer, Juan C. / Acero, Rosana / Spezzafune, Ernesto, *Guía Básica de meditación* Deva's, Editorial Longseller, Buenos Aires, 2000.

– Assoun, Paul-Laurent, *Lecciones psicoanalíticas sobre las fobias*, Nueva Visión, Buenos Aires, 2002.

– Assoun, Paul-Laurent, *Lecciones psicoanalíticas sobre la angustia*, Editorial Nueva Visión, Buenos Aires, 2002.

– Barone, Eric / Mandorla, Jacques, *ABC de la hipnosis: desarrolle su potencia mental*, Editorial Tikal, Gerona, 1994.

– Bartlett, Sarah, *El aura y su interpretación*, Mens Sana, Parramón Ediciones, Barcelona, 2002.

– Baumgart, Amalia, *Ataque de pánico y subjetividad: estudio clínico-psicoanalítico*, Editorial Eudeba, Buenos Aires, 2001.

– Besson, Philippe *Gastón, La Fatiga crónica (Fibromialgia): cómo aliviar los síntomas*, Editorial Oniro, Barcelona, 2001.

– Beverley, Jollands, *Relajación instantánea*, Parramón Ediciones, Barcelona, 2000.

– Blech, Jörg, *Los inventores de enfermedades. Cómo nos convierten en pacientes,* Editorial Destino, Barcelona, 2004.

– Brigo, Bruno, *Todo sobre el bienestar interior*, Editorial Atlántida, Buenos Aires, 2005.

– Cejas, Ana, *Aromas del alma. Artes y usos de los aceites esenciales*, Ediciones Utilísima, Buenos Aires, 2005.

– Ciarlotti, Fabián, *Ayurveda. Sanación holística*, Editorial Lea, Buenos Aires, Argentina, 2005.

– Chopra, Deepak, *Energía sin límites. El equilibrio mente/cuerpo en un programa para devolver la energía y vitalidad a su vida*, Editorial Vergara, Buenos Aires, 2005.

—. *Digestión perfecta. El equilibrio mente/cuerpo en un programa para estabilizar su organismo.*

– Dewhurst-Maddock, Olivea, *El libro de la terapia del sonido*, Editorial Edad, Madrid, 1993.

– Freud, Sigmund, *Lecciones introductorias al psicoanálisis*, t.I, Obras completas, Editorial Nueva Biblioteca, Barcelona, 1981.

– Grecco, Eduardo H., *La bipolaridad como don. Cómo transformar la inestabilidad emocional en una bendición*, Ediciones Continente, Buenos Aires, 2003.

– Hudson O'Nalón, *Raíces profundas: principios básicos de la hipnosis de Milton Erickson*, Editorial Paidós, Barcelona, 1993.

– Hutchinson, Michael, *Megabrain. Nuevas técnicas y herramientas para el desarrollo del cerebro y la expansión de la mente*, Mandala Ediciones, Madrid, 1990.

– Instituto Gubel de Investigación y Docencia en Hipnosis, Psicoterapias Breves y Medicina Psicosomática. Director: Dr. Malvezzi Taboada, Carlos, *Módulo I del curso anual de Posgrado Profesional de Hipnosis Clínica ericksoniana*, Buenos Aires, 2004.

– Linares, Nina, *El sonido sagrado a través de los cuencos tibetanos*, Editorial Sol Rojo, Córdoba, 2004.

– Melville, Ralph, *Cómo superar el estrés*, Editorial Planeta, Buenos Aires, 2004.

– Minnerath, Cloe, *El Aura humana. Energía vital luminosa*, Andrómeda, Buenos Aires, 2004.

– Moody Raymond A., *Regresiones*, Editorial Edad, Madrid, 1990.

– Osho, *Meditación. La primera y última libertad*, Editorial Grijalbo, Buenos Aires, 2006.

– Pérez Martínez, Graciela, *Terapia de alma*, Ágama, Buenos Aires, 2005.

– Roquebrune, Jean Paul/Joussement, Renée, *Prevenir y combatir el estrés, angustia y depresión*, Biblioteca práctica de la salud, Editorial Molino, Barcelona, 1983.

– Ross, Sebastián, *Chakras: correspondencias y vitalidad energética*, Editorial Lea, Buenos Aires, 2005.

– Schützenberger, Anne Ancelin, *La voluntad de vivir. La ayuda a un enfermo de cáncer*, Editorial Omeba, Buenos Aires, 2005.

– Simonton, Stephanie Matthews, *Familia contra enfermedad. Eféctos sanadores del ambiente familiar*, Editorial Los libros del comienzo, Madrid, 1999.

– Vinardi, Livio J., *Anatomía energética: las sutiles dimensiones del cuerpo humano*, Editorial Kier, Colección del Canal Infinito, Buenos Aires, 2005.

– Weiss, Brian, *Meditación: cómo dejar atrás las tensiones y el estrés y alcanzar la paz interior*, Editorial Vergara, Barcelona, 2003.

—. *Muchos cuerpos, una misma alma*, Editorial Vergara, Buenos Aires, 2005.

Índice

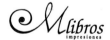

Este libro se terminó de imprimir
en mayo de 2007
Tel.: (011) 4204-9013
Gral. Vedia 280 Avellaneda.
Buenos Aires - Argentina

Tirada 3000 ejemplares

Si desea recibir información gratuita sobre nuestras novedades y futuras publicaciones, por favor:

Llámenos o envíenos un fax al: (54-11) 4811-0507

Envíenos un e-mail: info@kier.com.ar

Complete el formulario en: www.kier.com.ar/cuestionario.php

Recorte esta página y envíela por correo a:

EDITORIAL KIER S.A.
Avda. Santa Fe 1260
CP 1059 - Buenos Aires
República Argentina
www.kier.com.ar
www.cnargentina.com.ar
www.megatiendanatural.com.ar

Apellido
Nombre
Dirección
Ciudad - Código Postal
Provincia - País
e-mail

Si desea realizar alguna sugerencia a la editorial o al autor, no dude en hacerla llegar. Su opinión es muy importante para nosotros.

Muchas gracias.
EDITORIAL KIER

FOBIAS, ESTRÉS Y PÁNICO